EMBARAZO
A - Z

Diccionario Español - Francés

Edita Ciglenečki

ISBN-13: 978-1981237487
ISBN-10: 1981237488

INTRODUCCIÓN - L'INTRODUCTION

INTRODUCCIÓN

Este diccionario del embarazo español-francés proporciona de forma breve, clara y suficiente unos 2200 términos que cubren partes del cuerpo humano; síntomas y enfermedades; farmacia; facilidades médicas, procedimientos y asistencia médica; exámenes médicos; embarazo y obstetricia.

L'INTRODUCTION

Pratique et facile à consulter, ce dictionnaire espagnol-français propose plus de 2200 termes médicaux, couvrant l'essentiel de la pratique obstétricale: parties du corps humain; les symptômes et maladies; pharmacie; établissements médicaux, procédures et soins; examens médicaux, grossesse et obstétrique.

CONTENIDO - CONTENU

EMBARAZO
A - Z

Diccionario Español - Francés

A mediodía	À midi
Abajo	En bas (au-dessous)
Abdomen (panza)	Abdomen
Abdomen agudo	Abdomen aigu
Aborto espontáneo	Fausse couche
Aborto habitual	Avortement à répétition
Aborto inducido	Avortement
Abrasión (escoriación)	Écorchure
Abrir	Ouvrir
Absceso	Abcès
Absceso anal	Abcès anale
Abulia	Aboulie
Accidente	Accident
Accidente automovilístico (siniestro de tráfico)	Accident automobile (accident de la route)
Accidente de tráfico	Accident sur la voie publique
Accidente doméstico	Accident domestique
Accidente laboral	Accident du travail
Aceite de almendras dulces	Huile d'amande
Aceite de jojoba	Huile de jojoba
Aceite de ricino	Huile de ricin
Aceite esencial	Huile essentielle
Aceite mineral	Huile minérale
Acetábulo	Acetabulum
Acetilcolina	Acétylcholine
Ácido bórico	Acide borique
Ácido desoxirribonucleico	Acide désoxyribonucléique
Ácido gástrico	Acide gastrique
Ácido graso omega 3	Acides gras oméga-3
Ácido linoleico	Vitamine F (acide linoléique)
Ácido ribonucleico (ARN)	Acide ribonucléique (ARN)
Acidosis	Acidose
Acidosis metabólica	Acidose métabolique
Acné	Acné
Acné común (acne vulgaris)	Acné papulo-pustuleuse
Acrofobia (miedo a las alturas)	Acrophobie (peur des hauteurs)
Acropaquia (hipocratismo digital)	Hippocratisme digital (doigts en baguettes de tambour)
Adenohipófisis	Adénohypophyse
Adenopatía	Adénopathie

Adicción (dependencia)	Dépendance (addiction)
Adicción a las drogas (drogodependencia)	Toxicomanie
Adicción sexual	Sexualité compulsive
Administración de fármacos	Administration des médicaments
Adormecimiento de las extremidades	Engourdissements dans les membres (paresthésie)
Adrenalina	Adrénaline
Aerofobia (miedo a volar)	Aerophobie (peur de l'avion)
Aerosol	Aérosol
Afta (úlcera en la mucosa oral)	Aphte (ulcère de la muqueuse buccale)
Agarrotamiento	Raideur
Agenesia (ausencia de un órgano)	Agénésie
Agenesia renal	Agénésie rénale
Agente antiarrítmico	Agent antiarythmique
Agentes teratogénicos	Facteurs de risque de la grossesse
Aglutinina	Agglutinine
Aglutinógeno	Agglutinogène
Agua	Eau
Aguja	Aiguille
Ahogamiento	Noyade
Alarma	Alarme
Albinismo	Albinisme
Albúmina	Albumine
Albúmina en la sangre	Albumine dans le sang
Albuminuria	Albuminurie
Alcalosis	Alcalose
Alcalosis respiratoria	Alcalose respiratoire
Alcoholismo	Alcoolisme
Alcol	Alkohol
Aldosterona	Aldostérone
Aldosteronismo (hiperaldosteronismo)	Hyperaldostéronisme
Alergia	Allergie
Alergia a alimentos	Allergie alimentaire
Alergia al medicamento	Allergie aux médicaments
Algodón hidrófilo	Ouate (coton hydrophile)
Almacenaje	Stockage
Almohada	Oreiller
Almohada de posicionamiento	Coussin de positionnement

Almuerzo	Déjeuner
Alopecia	Alopécie
Alucinación	Hallucination
Alvéolo	Alvéole
Ambulancia	Ambulance
Amígdala	Tonsille
Aminoácido	Acide aminé
Aminofilina	Aminophylline
Amnesia	Amnésie
Amniocentesis	Amniocentèse
Amnioscopia	Amnioscopie
Amoníaco	Ammoniac
Ampicilina	Ampicilline
Ampolla	Phlyctène (ampoule, cloque)
Ampolla (callo)	Cor (cal)
Ampolla (recipiente)	Ampoule
Amputación	Amputation
Analgesia	Analgésie
Analgésico	Analgésique
Análisis de aglutinación	Test d'agglutination
Análisis de bilirrubina sérica	Diagnostic différentiel pour bilirubine sérique
Análisis de DNA	Analyse de l'ADN
Análisis del líquido cefalorraquídeo	Analyse du liquide céphalo-rachidien
Análisis químico de orina	Analyse chimique de l'urine
Análisis químico del jugo gástrico	Analyse chimique du suc gastrique
Anasarca	Oedème généralisé (anasarque)
Andador	Déambulateur (cadre de marche, gadot)
Anemia	Anémie
Anemia falciforme (anemia drepanocítica)	Drépanocytose (anémie à cellules falciformes)
Anemia ferropénica	Anémie ferriprive
Anemia hemolítica	Anémie hémolytique
Anemia hipocrómica	Anémie hypochrome
Anemia perniciosa	Anémie pernicieuse
Anencefalia	Anencéphalie
Anestesia	Anesthésie
Anestesia general	Anesthésie générale
Anestesia local	Anesthésie locale
Anestésico	Anesthésique
Aneurisma	Anévrisme (anévrysme)
Aneurisma cerebral	Anévrisme intra-crânien
Aneurisma congénito arterial de la base del cerebro	Anévrisme congénital de l'artère à la base du cerveau
Aneurisma de aorta	Anévrisme de l'aorte
Aneurisma de aorta abdominal	Anévrisme de l'aorte abdominale
Angina	Angine
Angina de pecho (angor, angor pectoris)	Angine de poitrine (angor)
Angioedema (edema de Quincke)	Oedème de Quincke (angio-oedème)
Angiografía	Angiographie
Angiografía cerebral	Angiographie cérébrale
Angiografía de sustracción digital	Angiographie numérique
Angiografía espinal	Angiographie spinale
Angiografía por catéter	Angiographie interventionnelle utilisant un cathéter
Angiografía pulmonar	Angiographie pulmonaire
Ano	Anus
Año	Année
Anochecer	Soir
Anomalías del desarrollo	Anomalies de développement
Anomalías fetales	Anomalies foetales
Anorexia	Anorexie
Anoscopía	Anuscopie
Anquilosis	Ankylose
Ansiedad	Anxiété
Antebrazo	Avant-bras
Antiácido	Antiacide
Antialérgico	Antiallergique
Antianémico	Médicament antianémique
Antibiograma	Antibiogramme
Antibiótico	Antibiotique
Anticoagulante	Anticoagulant
Anticonceptivo	Contraceptif
Anticonceptivo de emergenci (contracepción poscoital)	Pilule du lendemain (contraception postcoitale, contraception d'urgence)
Anticonvulsivo (antiepiléptico)	Antiépileptique (anticonvulsivant)
Antidepresivo	Antidépresseur
Antidiabético	Médicament antidiabétique

Antidiarréico	Médicament antidiarrhéique
Antídoto	Antidote
Antiemético	Antiémétique
Antígeno carcinoembrionario	Antigène carcinoembryonnaire (ACE)
Antígeno prostático específico	Antigène prostatique spécifique
Antihelmíntico	Antihelminthique
Antihipertensivo	Antihypertenseur
Antihistamínico	Antihistaminique
Antiinflamatorio (antiflogístico)	Anti-inflammatoire
Antiinflamatorio no esteroideo	Anti-inflammatoire non stéroïdien
Antimalárico	Antimalarique
Antimicótico (antifúngico)	Antimycosique
Antioxidante	Antioxydant
Antipirético	Antipyrétique
Antiprotozoario	Médicament antiprotozoal
Antipsicótico	Antipsychotique
Antireumático	Médicament antirhumatismal
Antiséptico	Antiseptique
Antiséptico de las vías urinarias	Antiseptique urinaire
Antisuero	Antisérum
Antitoxina	Antitoxine
Anuria (menos de 100ml de orina en 24h)	Anurie (volume urinaire < 100 ml par 24 heures)
Aorta	Aorte
Aorta abdominal	Aorte abdominale
Aorta torácica	Aorte thoracique
Aortografía	Aortographie
Aparato respiratorio	Appareil respiratoire
Apéndice vermiforme (apéndice cecal, apéndice)	Appendice iléo-caecal (appendice, appendice vermiforme)
Apendicitis aguda	Appendicite aiguë
Apetito	Appétit
Aplasia	Aplasie
Apnea del sueño	Apnée du sommeil
Aponeurosis	Aponévrose
Apoplejía (golpe apoplético)	Apoplexie (attaque d'apoplexie)
Apósito	Pansement
Aracnoides	Arachnoïde
Arador de la sarna (escabiosis)	Gale (mal de Sainte-Marie)

Español	Français
Ardor al orinar	Brûlures à la miction
Ardor de estómago (acidez, pirosis)	Brûlure de l'estomac (pyrosis)
Armario	Armoire
Arriba	En haut (au-dessus)
Arrítmia	Arythmie
Arrítmia cardíaca	Arythmie cardiaque
Arruga	Ride
Arteria	Artère
Arteria coronaria	Artère coronaire
Arteria pulmonar (tronco pulmonar, tronco de las pulmonares)	Artère pulmonaire
Arteriografía	Artériographie
Arteriola	Artériole
Arteriosclerosis	Artérosclérose
Articulación	Articulation
Articulación de la cadera	Hanche
Articulación del codo	Articulation oléacranienne
Articulación del hombro	Complexe articulaire de l'épaule
Artrodesis	Arthrodèse
Artrografía	Arthrographie
Artroscopia	Arthroscopie
Artrosis de tobillo	Arthrose de cheville
Asalto físico	Attaque physique
Ascitis	Ascite
Asfixia	Asphyxie
Asimetría del tamaño de las pupilas (anisocoria)	Différence de taille entres les pupilles (anisocorie)
Asistencia (cuidado)	Soins de santé
Asma	Asthme
Aspartato aminotransferasa (AST, transaminasa glutámico-oxalacética GOT)	Aspartate transaminase (SGOT)
Aspirador	Appareil à succion
Aspirador al vacío	Vacuum extractor
Aspirina	Aspirine
Astigmatismo	Astigmatisme
Astrocito	Astrocyte
Ataque	Attaque
Ataque de pánico	Crise de panique
Atención primaria de salud	Soins de santé primaire
Atonía	Atonie
Atragantamiento	Suffocation
Atresia anal	Atrésie anale
Atrofia	Atrophie
Atropina	Atropine

Audífono	Appareil acoustique
Audiometría	Audiométrie
Audiometría del habla	Audiométrie vocale
Aumento anormal de la necesidad de comer (polifagia)	Faim excessive (polyphagie)
Aumento anormal de la sed (polidipsia)	Soif excessive (polydipsie)
Aumento de la cáida del cabello	Perte de cheveux excessive
Aumento de la separación de los organos (hipertelorismo)	Élargissement de la distance des organes (hypertélorisme)
Aumento de volumen de los ganglios linfáticos (linfadenopatía)	Augmentation d'un ganglion lymphatique (lymphadénopathie)
Aumento del tamaño del hígado (hepatomegalia)	Augmentation du foie (hépatomégalie)
Aumento en la temperatura corporal	Élévation de la température du corps
Aurícula cardíaca (atrio)	Oreillette
Ausencia de la menstruación (amenorrea)	Absence des règles (aménorrhée)
Autismo	Autisme
Autolesión (automutilación)	Automutilation
Autopsia	Autopsie
Aversión por la comida	Aversion pour la nourriture
Avitaminosis	Avitaminose
Ayer	Hier
Azúcar en orina (glucosuria)	Sucre dans les urines (glycosurie)
Azufre	Soufre
Baby blues (leve depresión post parto)	Baby blues
Bacteria	Bacteria
Bacteriemia (bacteremia)	Bactériémie
Bacteriuria	Bactériurie
Bajo volumen de semen (oligospermia)	Présence de spermatozoïdes en quantité faible (oligospermie)
Balanza	Balance
Bálsamo de labios	Tube de soin pour lèvres
Banco de semen	Banque du sperme
Barbilla (mentón)	Menton
Barbitúrico	Barbiturique
Barotraumatismo (barotrauma)	Barotraumatisme
Base del cráneo	Base du crâne
Basófilo	Granulocyte basophile
Bazo	Rate
Biligrafia intravenosa	Biligraphie intraveineuse
Bilirrubina	Bilirubine
Bilis	Bile
Biopsia	Biopsie
Biopsia cerebral	Biopsie d'un ventricule cérébral
Biopsia de ganglio linfático	Biopsie du ganglion lymphatoque
Biopsia de médula ósea	Biopsie ostéomédullaire
Biopsia de piel	Biopsie de peau
Biopsia de tiroides	Biopsie thyroïdienne
Biopsia endometrial	Biopsie endométriale
Biopsia estereotáctica	Biopsie stéréotaxique
Biopsia hepática	Biopsie du foie
Biopsia pleural	Biopsie pleurale
Biopsia renal	Biopsie rénale
Blastocisto	Blastocyste
Bloqueo auriculoventricular	Bloc auriculo-ventriculaire
Bloqueo de rama	Bloc de branche
Bloqueo trifascicular	Bloc trifasciculaire
Boca	Bouche
Bocio (coto)	Goitre
Bocio nodular	Goitre multinodulaire
Bolsa Ambú de ventilación manual	Respirateur manuel type Ambu
Bolsa de agua caliente (guatero)	Bouillotte
Bostezo	Bâillement
Botiquín de primeros auxilios	Trousse de secours
Brazo	Bras
Broncodilatador	Bronchodilatateur
Broncoespasmo	Bronchospasme
Broncografía	Bronchographie
Broncoscopia	Bronchoscopie
Bronquio	Bronche
Bronquiolo	Bronchiole

Español	Français
Bulbo raquídeo (médula oblongada, miencéfalo)	Moelle allongée (medulla oblongata, bulbe rachidien, myélencéphale)
Bulimia	Boulimie
Bursa (bolsa sinovial)	Bourse séreuse
By-pass	Pontage
CA 19-9 (antígeno carbohidrato 19-9)	Antigène de cancer CA 19-9 (antigène d'hydrate de carbone)
Cabello	Cheveu
Cabeza	Tête
Cadáver	Cadavre
Cafeína	Caféine
Caída	Chute
Caída de la presión arterial	Pression artérielle effondrée
Caja torácica	Cage thoracique
Calambres nocturnos en las piernas	Crampes nocturnes des jambes
Calavera (cráneo)	Crâne
Calcáneo	Calcanéus (calcanéum)
Calcificación	Calcification
Calcio	Calcium
Calcitonina	Calcitonine
Cálculo biliar (litiasis biliar)	Calcul biliaire (cholélithiase)
Cálculo en el tracto urinario (urolitiasis)	Calcul urinaire (urolithiase)
Cálculo en el uréter (ureterolitiasis)	Calcul dans l'uretère
Calendario de vacunación	Calendrier des vaccinations
Callosidad (callo)	Callosité
Cama	Lit
Cambiarse	Se changer
Cambios de personalidad	Changements de personnalité
Cambios en el apetito	Changements d'appétit
Cambios en el color de la piel	Changements de couleur de la peau
Cambios en la conciencia	Changements de conscience
Cambios en la forma de los huesos	Changements dans la forme des os
Cambios en la membrana mucosa	Changement de la muqueuse
Cambios en la sensación de sabores	Changements de sensation de goût
Cambios en la sensibilidad olfatoria	Changements des sensations olfactives
Cambios en la sensibilidad táctil	Changements des sensations tactiles
Cambios en la voz	Changements de voix
Cambios en los lunares	Changements dans les grains de beauté
Cambios psíquicos	Changements psychiques
Camilla	Chariot
Camilla enrollable	Civière
Camisón	Chemise de nuit
Campamento para refugiados	Camp de réfugiés
Campimetría (perimetría)	Périmétrie
Canal de Schlemm	Canal de Schlemm
Canal del parto	Canal utérin
Candidiasis	Candidiase
Candidiasis oral (muguet oral)	Candidose orale
Canino (diente colmillo)	Canine
Cannabis medicinal	Cannabis médical
Cansancio (fatiga, letargo, astenia)	Fatigue (affaiblissement)
Cantidad excesiva de glucosa en la sangre (hiperglucemia, hiperglicemia)	Taux de sucre dans le sang élevé (hyperglycémie)
Cánula	Canule
Cánula nasal	Canule nasale
Cánula orofaríngea (tubo de Mayo, cánula de Guédel)	Canule de Guedel
Capacidad de movimiento	Capacité de mouvement
Capilar	Capillaire
Cápsula	Gélule
Cápsula articular	Capsule articulaire
Captación tiroidea de 131yodo	Fixation thyroïdienne de l'iode 131
Cara (faz)	Visage
Carbohidrato	Hidrate de carbone (glucide)
Carbón activado	Charbon actif
Carcinoma de endometrio	Carcinome de l'endomètre
Carcinoma embrional	Carcinome embryonnaire

Cardiopatía congénita Cardiopathie congénitale

Cardiotocografía Cardiotocographie

Cardiotónico Médicament cardiotonique

Carencia de vitamina Carence en vitamine

Carencia de vitamina A Carence en vitamine A

Carencia de vitamina B1 Carence en vitamine B1

Carencia de vitamina B12 Carence en vitamine B12

Carencia de vitamina B2 Carence en vitamine B2

Carencia de vitamina B3 Carence en vitamine B3

Carencia de vitamina C Carence en vitamine C

Carencia de vitamina D Carence en vitamine D

Carencia de vitamina K Carence en vitamine K

Caries Carie dentaire

Cariotipo Caryotype

Carpo Carpe

Cartílago Cartilage

Cartílago articular Cartilage articulaire

Cartílago circoides Cartilage cricoïde

Caspa Pellicule

Catecolamina Catécholamine

Catéter Cathéter

Catéter de succión Cathéter à succion

Catéter urinario Cathéter urologique

Cateterismo cardíaco Cathétérisme cardiaque

Catorce Quatorze

Causa de muerte Cause de la mort

Cauterización Cautérisation

Cavidad bucal (cavidad oral) Cavité buccale

Cavidad timpánica Cavité tympanique

Cefalea tensional Céphalée de tension

Cefalocele Céphalocèle

Cefalometría Céphalométrie

Cefalosporina Céphalosporine

Ceguera Cécité

Ceguera nocturna (nictalopia) Cécité nocturne (héméralopie)

Ceja Sourcils

Celiaquía (enfermedad celíaca) Maladie coeliaque

Célula Cellule

Celulitis Cellulite

Cemento dental Cément

Cena Dîner (souper)

Centro médico Centre médical

Cercaria Cercaire

Cerclaje Cerclage

Cerebelo Cervelet

Cerebro Cerveau

Cero Zéro

Cerrar Fermer

Cerumen (cerilla) Cire de l'oreille (cérumen)

Cesárea Césarienne

Cetoacidosis diabética Cétoacidose diabétique

Choque (shock) Choc

Choque anafiláctico Choc anaphylactique

Choque cardiogénico Choc cardiogénique

Choque eléctrico Électrisation (électrocution)

Choque endotoxico Choc endotoxique

Choque espinal Choc spinal

Choque hipovolémico Choc hypovolémique

Choque neurogénico Choc neurogénique

Choque quirúrgico Choc post-opératoire

Choque séptico Choc septique

Choque traumático Choc traumatique

Cianosis Cyanose

Ciática Sciatique

Cicatriz Cicatrice

Ciclo menstrual Cycle menstruel

Cien Cent

Cifoescoliosis Cypho-scoliose

Cifosis Cyphose

Cinco Cinq

Cincuenta Cinquante

Circuncisión Circoncision

Cirugía Chirurgie

Cirugía estética de los senos (mamoplastia) Opération de chirurgie esthétique des seins (mammoplastie)

Cirugía estética del abdomen (abdominoplastia) Opération de chirurgie esthétique de la paroi abdominale (abdominoplastie)

Cirugía laparoscópica Laparoscopie (coelioscopie)

Cistografía Cystographie

Cistoscopia Cystoscopie

Citología Cytologie

Citomegalovirus (CMV) Cytomégalovirus (CMV)
Citostático Cytostatique
Claudicación intermitente Claudication intermittente
Claustrofobia (miedo a los espacios cerrados) Claustrophobie
Clavícula Clavicule
Cleptomanía Cleptomanie
Clítoris Clitoris
Cloranfenicol Chloramphénicol
Cloro Chlore
Coagulación intravascular diseminada Coagulation intravasculaire disséminée
Coágulo sanguíneo (trombo) Caillot sanguin (thrombus)
Coartación de la aorta Coarctation de l'aorte
Cobalto Cobalt
Cobre Cuivre
Cóccix (coxis) Coccyx
Cóclea (caracol) Cochlée
Codeína Codéine
Codo Coude
Cojera Boitillement
Colágeno Collagène
Colangiografía Cholangiographie
Colangiopancreatografía retrógrada endoscópica Cholangiopancréatographie rétrograde endoscopique
Colapso Collapsus
Colchón Matelas
Colchón al vácio Matelas immobilisateur à dépression
Colección de sangre en la trompa de Falopio (hematosalpinx) Collection de sang dans la trompe de Fallope (hématosalpinx)
Colecistografía oral Cholécystographie orale
Colesterol Cholestérol
Colesterol elevado de la sangre (hipercolesterolemia) Cholésterol sanguin élevée (hypercholestérolémie)
Cólico Colique
Cólico abdominal Colique abdominale
Cólico del recién nacido Coliques de bébé
Cólico nefrítico (cólico renal) Colique néphrétique
Colirio Collyre (gouttes ophtalmiques)
Colisión Collision
Collar cervical Support de cou
Colon sigmoide Côlon sigmoïde
Colonoscopia Colonoscopie
Colposcopia Colposcopie
Columna vertebral Colonne vertébrale (rachis)
Coma Coma
Coma diabético Coma diabétique
Comedor Salle à manger
Comerse las uñas (onicofagia) Se ronger les ongles (onychophagie)
Compresa Compresse
Compresión cerebral Compression cérébrale
Compresión del nérvio Compression du nerf
Comprimido Comprimé
Comprobación del pulso Prise de pouls
Comunicación interauricular Communication inter-auriculaire
Comunicación interventricular Communication inter-ventriculaire
Concentración de glucosa en sangre Taux de la glycémie
Concetración de hormonas tiroideas en sangre Taux d'hormones thyroïdiennes dans le sang
Conducto auditivo externo Conduit auditif externe (canal auriculaire)
Conducto eyaculador Canal éjaculateur
Conducto mamario (conducto galactóforo) Canal galactophore
Conducto nasolagrimal Canal lacrymonasal (canal lacrimal, canal des larmes)
Confusión Confusion
Congelamiento Gelure
Congestión nasal Congestion nasale
Conización Conisation
Conmoción cerebral Commotion cérébrale
Consultorio de médico Bureau du médecin
Contagioso Contagieux (contagieuse)
Contracción de Braxton Hicks Fausse contraction (contraction de Braxton Hicks)

Contracciones del trabajo de parto (contracciones uterinas)	Contractions utérines du travail
Contractura	Contracture
Contractura muscular	Contracture musculaire
Contusión	Contusion
Contusión cerebral	Contusion cérébrale
Convulsiones	Convulsions
Convulsiones febriles	Convulsion hyperthermique
Cor pulmonale agudo	Coeur pulmonaire aigu
Corazón	Coeur
Cordocentesis	Cordocentèse
Cordón umbilical	Cordon ombilical
Coriocarcinoma	Choriocarcinome
Coriomeningitis linfocítica	Chorioméningite lymphocytaire
Corion	Chorion
Córnea	Cornée
Coroides	Choroïde
Corona	Couronne
Corona del diente	Couronne de la dent
Coronariografía	Coronarographie
Cortar	Couper
Corteza cerebral	Cortex cérébral (écorce cérébrale)
Corticosteroide	Corticostéroïde
Corticosterona	Corticostérone
Cortisol (hidrocortisona)	Cortisol (hydro-cortisone)
Cortisona	Cortisone
Corto de oído (parcialmente sordo)	Surdité partielle
Costilla	Côte
Costra	Croûte
Craneografía	Craniographie
Crema	Crème
Crío-extracción	Cryo-extraction
Criptorquidismo	Cryptorchidie
Crisis tónico-clónica	Crise tonico-clonique
Crispar del músculo (fasciculación)	Fasciculation musculaire
Cristalino	Cristallin
Cuadragésima semana	Quarantième semaine
Cuadragésimo	Quarantième
Cuadragésimo primera semana	Quarante-et-unième semaine
Cuadragésimo primero	Quarante-et-unième
Cuadragésimo segunda semana	Quarante-deuxième semaine
Cuadragésimo segundo	Quarante-deuxième
Cuarenta	Quarante
Cuarentena	Quarantaine
Cuarta semana	Quatrième semaine
Cuarto	Quatrième
Cuarto de baño	Salle de bains
Cuarto del paciente	Chambre de malade
Cuarto mes	Quatrième mois
Cuatrillizos	Quadruplés
Cuatro	Quatre
Cuatrocientos	Quatre cents
Cubrecama (colcha, manta)	Couverture
Cubrezapatos	Sur-chaussures à usage unique
Cuchara	Cuillère
Cuello	Cou
Cuerda vocal	Corde vocale
Cuero cabelludo (capa capilar)	Cuir chevelu
Cuerpo	Corps
Cuerpo lúteo (cuerpo amarillo)	Corps jaune
Cuidados intensivos	Soins intensifs
Cuidados semi-intensivos	Soins semi-intensifs
Cultivo	Culture microbiologique
Cultivo de esputo	Culture de crachat
Cultivo de líquido cefalorraquídeo	Culture du liquide cérébro-spinal
Cultivo vaginal	Culture vaginale
Daltonismo	Daltonisme
Darse un baño	Laver
De uso externo	Pour l'application externe
Debilidad	Faiblesse
Décima semana	Dixième semaine
Décimo	Dixième
Decimoctava semana	Dix-huitième semaine
Decimoctavo	Dix-huitième
Decimocuarta semana	Quatorzième semaine
Decimocuarto	Quatorzième
Decimonovena semana	Dix-neuvième semaine
Decimonoveno	Dix-neuvième
Decimoquinta semana	Quinzième semaine
Decimoquinto	Quinzième

Decimoseptima semana	Dix-septième semaine
Decimoséptimo	Dix-septième
Decimosexta semana	Seizième semaine
Decimosexto	Seizième
Decimotercera semana	Treizième semaine
Decimotercero	Treizième
Dedo anular	Annulaire
Dedo corazón	Majeur
Dedo de la mano	Doigt
Dedo del pie	Orteil
Dedo índice	Index
Dedo meñique	Auriculaire (petit doigt)
Dedo pulgar (pólice)	Pouce
Defecación	Défécation
Defecografía	Défécographie
Deficiencia de estrógenos	Carence oestrogénique
Deficiencia de factor de coagulación	Déficit en facteur de la coagulation
Deformidad del pie	Difformité du pied
Deformidad vertebral	Difformité spinale
Delirio	Delirium
Demencia	Déménce
Dendrita	Dendrite
Densitometría ósea	Ostéodensitométrie
Dentina	Dentine (ivoire)
Dentista	Dentiste
Dentro	Dedans
Depósito de cadáveres (morgue)	Morgue
Depresión	Dépression
Depresión postparto (depresión postnatal)	Dépression post-natale (dépression post-partum)
Derecha	Droite
Dermatitis seborreica infantil	Dermite séborrhéique infantile
Dermatoscopia	Dermatoscopie (dermoscopie)
Derrame cerebral (accidente cerebrovascular)	Attaque cérébrale (accident vasculaire cérébral)
Desangramiento (hemorragia)	Saignement (hémorragie)
Desarrollo detenido de un órgano (aplasia de un órgano)	Arrêt du développement d'un organe (aplasie d'un organe)
Desarrollo fetal	Développement foetal
Desarrollo sexual prematuro del mismo sexo	Développement sexuel prématuré du même sexe
Desarrollo sexual prematuro del sexo opuesto	Développement sexuel prématuré du sexe opposé
Desayuno	Petit déjeuner
Descenso de la frecuencia cardiaca (bradicardia)	Rythme cardiaque bas (bradycardie)
Descenso de la frecuencia respiratoria (bradipnea)	Respiration ralentie (bradypnée)
Descenso incompleto de testículo	Absence de descente des testicules
Descompensación cardíaca	Décompensation cardiaque
Descoordinación en el movimientos musculares (ataxia)	Trouble de coordination des mouvements musculaires (ataxie)
Desfibrilación	Défibrillation
Desfibrilador	Défibrillateur
Desfibrilador manual	Défibrillateur manuel
Desgarro	Déchirure
Desgarro de ligamento	Déchirure ligamentaire
Deshidratación	Déshydratation
Desmineralización	Déminéralisation
Desnutrición	Malnutrition
Desodorante	Déodorant
Desorientación	Désorientation
Desplazamiento de una articulación (subluxación)	Luxation incomplète (subluxation)
Despredimiento del párpado superior (blefaroptosis)	Abaissement de la paupière supérieure (blépharoptose)
Desprendimiento de retina	Décollement de la rétine
Desprendimiento prematuro de placenta	Abruption placentaire (rupture placentaire)
Después de una comida	Après-repas
Desquamación	Desquamation

Determinación del tiempo de muerte	Détermination de l'heure de la mort
Detrás	Derrière
Día	Jour
Día de mañana	Demain
Diabetes	Diabète
Diabetes gestacional	Diabète gestationnel
Diafragma	Diaphragme
Diafragma	Diaphragme
Diagnóstico	Diagnostic
Diagnóstico diferencial	Diagnostic différentiel
Diagnóstico prenatal	Diagnostic prénatal
Diálisis	Dialyse
Diálisis de hígado	Dialyse hépatique
Diálisis renal	Dialyse rénale
Diarrea	Diarrhée
Diecinueve	Dix-neuf
Dieciocho	Dix-huit
Dieciséis	Seize
Diecisiete	Dix-sept
Diencéfalo	Diencéphale
Diente	Dent
Diente de leche	Dent temporaire
Diente podrido	Dent pourri
Diez	Dix
Dificultad al orinar (disuria)	Difficulté à uriner (dysurie)
Dificultad de respiración	Difficulté de respiration
Dificultad del aprendizaje	Trouble de l'apprentissage
Dificultad para la defecación (tenesmo rectal)	Difficulté à déféquer (ténesme)
Dificultad para tragar (disfagia)	Difficulté de deglutition (dysphagie)
Digestión	Digestion
Digestivo	Médicament digestif
Dilatación aguda del estómago	Dilatation aiguë de l'estomac
Dilatación del cuello uterino	Dilatation cervicale
Dilatación pupilar inducida por fármacos	Dilatation des pupilles provoquée par les médicaments
Dinamómetro	Dynamomètre
Discartrosis	Arthrose du disque intervertébral
Disco intervertebral	Disque intervertébral
Disgénesis testicular	Dysgénésie testiculaire
Dislexia	Dyslexie
Dislocación de los fragmentos	Fragments deboîtées
Disminución de producción de orina (oliguria)	Raréfaction du volume des urines (oligurie)
Dispepsia (indigestión)	Dyspepsie
Displasia congénita de la cadera (luxación congénita de cadera)	Luxation congénitale de la hanche
Displasia del cuello uterino	Dysplasie du col de l'utérus
Distonía	Dystonie
Distorsión del tobillo	Distorsion de la cheville
Diurético	Diurétique
Divertículo del colon	Diverticule du côlon
Doce	Douze
Dolor	Douleur
Dolor abdominal	Douleur abdominale
Dolor afilado	Douleur tranchante
Dolor agudo	Douleur aiguë
Dolor al tragar (odinofagia)	Déglutition douloureuse (odynophagie)
Dolor crónico	Douleur chronique
Dolor de cabeza	Mal de tête (céphalée)
Dolor de cabeza por sinusitis	Douleur des sinus (sinusite)
Dolor de espalda (dorsalgia)	Mal de dos (dorsalgie)
Dolor de espalda baja (lumbalgia)	Lombalgie
Dolor de espalda postural	Lombalgie posturale
Dolor de muelas	Mal de dents
Dolor en la mama (mastalgia)	Douleur au sein (mastodynie)
Dolor epigástrico	Douleur épigastrique
Dolor pulsante	Douleur pulsatile
Dolor sordo	Douleur sourde
Dolor tipo punzada	Élancement
Dolor torácico	Douleur thoracique
Donación de ovocitos	Donneuse d'ovule
Donación de sangre	Don de sang
Donante	Donneur
Dos	Deux
Dos mil	Deux mille
Doscientos	Deux cents
Dosis	Dose
Drenaje	Drainage

Drenaje postural	Drainage postural
Ductus arterioso persistente (conducto arterioso persistente)	Persistance du canal artériel
Ductus arteriosus (conducto arterioso de Botal)	Canal artériel
Duodécima semana	Douzième semaine
Duodécimo	Douzième
Duodeno	Duodénum
Duración de las contracciones uterinas	Durée de la contraction utérine
Duración del embarazo	Durée de la grossesse
Duramadre	Dure-mère
Eccema (eczema)	Eczéma
Eclampsia	Éclampsie
Esclerótica	Sclère
Ecocardiografía	Échocardiographie
Ecocardiografía doppler	Échocardiographie-doppler
Ecoencefalografía	Échoencéphalographie
Ecografía abdominal (ultrasonido abdominal)	Échographie abdominale
Ecografía de la tiroides (ultrasonido de la tiroides)	Échographie thyroïdienne
Ecografía de mama (ultrasonido de mama)	Échographie mammaire
Ecografía de páncreas (ultrasonido de páncreas)	Échographie du pancréas
Ecografía de vesícula y vías biliares	Échographie la vésicule biliaire et les voies biliaires
Ecografía hepática (ultrasonido hepático)	Échographie du foie (échographie hépatique)
Ecografía renal (ultrasonido renal)	Échographie rénale
Ectrodactilia en pie	Pince de homard (aplasie digitale, ectrodactylie)
Edema (hidropesía)	Oedème
Edema cerebral	Oedème cérébral
Edema postural	Oedème postural
Edema pulmonar	Oedème pulmonaire

Edulcorante artificial	Édulcorant
Ejercicio	Exercice
Ejercicios de Kegel	Exercice de Kegel
Ejercicios de respiración	Exercice de respiration
Elastina	Élastine
Electrocardiografía (ECG, EKG)	Électrocardiographie (ECG)
Electrocirurgía	Électrochirurgie
Electrodo	Électrode
Electroencefalografía	Électro-encéphalographie (EEG)
Electroforesis de proteínas séricas	Électrophorèse des protéines
Electrolito	Électrolyte
Electromiografía	Électromyographie
Electroneurografía	Électroneurographie
Electrorretinografía	Électrorétinographie
Electroterapia	Électrothérapie
Elefantiasis	Éléphantiasis (filariose lymphatique)
Elevador	Ascenseur
Embarazo	Grossesse
Embarazo ectópico	Grossesse extra-utérine
Embarazo molar	Grossesse môlaire
Embarazo múltiple	Grossesse multiple
Embolia	Embolie
Embolia arterial	Embolie artérielle
Embolia gaseosa	Embolie gazeuse
Embolia pulmonar	Embolie pulmonaire
Embolismo graso	Embolie de cholestérol
Embrión	Embryon
Emisión excesiva de orina durante la noche (nicturia)	Excrétion urinaire à prédominance nocturne (nycturie)
Empaste (emplomadura)	Composite dentaire
Empujar	Pousser
Emulsión	Émulsion
En ayunas	À jeun
Enanismo	Nanisme
Encefalocele	Encéphalocèle
Encefalopatía	Encéphalopathie
Encía	Gencive
Endometriosis	Endométriose
Endoscopia	Endoscopie
Enema (clisma)	Clystère
Enema de bario con doble contraste	Lavement baryté

Enfermedad autoinmune	Maladie auto-immune
Enfermedad cardíaca pulmonar (cor pulmonale)	Coeur pulmonaire
Enfermedad coronaria	Maladie coronarienne
Enfermedad de Hirsch-sprung (megacolon agangliónico)	Iléus méconial
Enfermedad de Hirschsprung (megacolon agangliónico)	Maladie de Hirschsprung (mégacolôn)
Enfermedad de la mañana (náusea gravídica)	Maladie du matin (nausées et vomissements de la grssesse)
Enfermedad de la membrana hialina (síndrome de distrés respiratorio)	Maladie des membranes hyalines (détresse respiratoire néonatale)
Enfermedad de Morquio (muco-polisacaridosis tipo IV)	Maladie de Morquio (mucopolysacchari-dose type IV)
Enfermedad de transmisión sexual	Maladie vénérienne
Enfermedad del corazón (cardiopatía)	Maladie cardiaque (cardiopathie)
Enfermedad hemolítica del recién nacido (eritroblastosis fetal)	Maladie hémolytique du nouveau-né
Enfermedad hemolítica del recién nacido (incompatibilidad Rh)	Maladie hémolytique du nouveau-né
Enfermedad parasitaria (parasitosis)	Maladie parasitique (parasitose)
Enfermedad pélvica inflamatoria	Maladie pelvienne inflammatoire
Enfermedad profesional	Maladie professionnelle
Enfermedades de las válvulas del corazón	Maladies des valves cardiaques
Enfermedades de los vasos sanguíneos	Maladies des vaisseaux sanguins
Enfermedades infantiles contagiosas	Maladies infectieuses des enfants
Enfermera	Infirmier
Enfermería	Infirmerie
Enfrente	Devant
Engorde (ganar peso)	Grossissement
Enjuague bucal (colutorio)	Eau dentifrice
Enrojecimiento de la piel (eritema)	Érythème (rougeur de la peau)
Enteroscopia	Entéroscopie
Entrenamiento del equilibrio	Entraînement de l'equilibre
Envenenamiento (intoxicación)	Empoisonnement (toxicité)
Eosinófilo	Éosinophile
Epidemia	Épidémie
Epidídimo	Épididyme
Epilepsia	Épilepsie
Episiotomía	Épisiotomie
Erección sostenida y dolorosa (priapismo)	Érection persistente douloureuse (priapisme)
Ergometría	Ergométrie
Eritema infeccioso (quinta enfermedad)	Érythème infectieux (cinquième maladie)
Eritrocito (glóbulo rojo)	Érythrocyte (hématie, globule rouge)
Eritromicina	Érythromycine
Erosión cervical	Érosion du col de l'utérus
Eructo	Rot (renvoi, éructation)
Escala de coma de Glasgow	Échelle de Glasgow
Escalofrío (tiritón)	Frissonnement
Escalpelo	Scalpel
Escayola de inmovilización	Plâtre pour immobilisation rigide
Escoliosis	Scoliose
Escorbuto	Scorbut
Escupir	Cracher
Esfínter	Sphincter
Esmalte dental	Émail dentaire
Esófago	Oesophage
Esofagogastroduo-denoscopia	Endoscopie oeso-gastro-duodénale
Espalda	Dos
Espalda baja	Lombes

Espalda superior Parti supérieur du dos
Espasmo (calambre) Spasme (crampe)
Espasmo facial Spasme facial
Espasmo muscular (calambre) Crampe musculaire (spasme)
Espasmo vaginal (vaginismo) Spasme vaginal (vaginisme)
Espasmolítico Spasmolytique
Espermatocele Spermatocèle
Espermatozoide Spermatozoïde
Espermatozoide Spermatozoïde
Espermicida Spermicide
Espermiograma Spermogramme
Espina bífida Spina bifida
Espirometría Spirométrie
Esponja Éponge
Esponja anticonceptiva Éponge contraceptive
Espuma Mousse
Espuma anticonceptiva Mousse contraceptive
Esputo espumoso Crachat spumeux
Esputo que contiene pus Crachat purulent
Esqueleto Squelette
Esquizofrenia Schizophrénie
Estenosis congénita del píloro Sténose congénitale du pylore
Estenosis de la válvula aórtica Sténose valvulaire aortique
Estenosis de la válvula pulmonar Sténose de la valve pulmonaire
Estenosis mitral Sténose mitrale
Estéril Stérile
Esterilización Stérilisation
Esterilización quirúrgica masculina (vasectomía) Ligature des canaux déférents des testicules (vasectomie)
Esterilizatióm quirúrgica femenina (ligadura de trompas) Stérilisation chirurgicale au femme (ligature des trompes)
Esternón Sternum
Estetoscopio Stéthoscope
Estómago Estomac
Estornudo Éternuement
Estrabismo Strabisme
Estradiol Estradiol
Estrangulamiento Strangulation (étranglement)
Estreñimiento Constipation
Estribo Étrier
Estridor Bruit anormal émis lors de la respiration (stridor)
Estrógeno Estrogène
Estrógeno de la placenta Oestrogène placentaire
Estupor Stupeur
Etapas del parto Stade du travail
Examen de glucosa en orina Test du sucre dans les urines
Exámen dilatado de fundus Fond d'oeil
Examen ginecológico Examen gynécologique
Exámen médico Examen médical
Exámenes bioquímicos de sangre Analyse de biochimie du sang
Exantema Exanthème
Exasperación Exaspération (irritation)
Excesiva producción de saliva (hipersalivación) Sécrétion de la salive excessive
Excesiva producción de sudor (hiperhidrosis) Sudation excessive (hyperhidrose)
Exceso de cabello (hipertricosis) Pilosité excessive (hypertrichose)
Excrementos (heces) Fèces
Exodoncia dental Extraction dentaire
Exoftalmos Exophtalmie (proptose)
Expectoración de sangre (hemoptisis) Rejet de sang issu des voies aériennes (hémoptysie)
Expectorante Expectorant
Exploración física de mama Examen du sein
Exposición a las radiaciones ionizantes Irradiation ionisante
Expulsión de la placenta Expulsion du placenta
Expulsión del producto Expulsion du bébé
Extirpación quirúrgica de la próstata (prostatectomía) Ablation chirurgicale de la prostate (prostatectomie)

Extirpación quirúrgica de las hemorroides (hemorroidectomía)	Ablation chirurgicale des hémorroïdes (hémorroïdectomie)
Extirpación quirúrgica de los fibromas uterinos (miomectomía)	Ablation chirurgicale des fibromes utérins (myomectomie)
Extirpación quirúrgica de un aneurisma (aneurismectomía)	Résection chirurgicale d'une poche anévrismale (anevrismectomie)
Extirpación quirúrgica del apéndice cecal (apendicectomía)	Ablation chirurgicale de l'appendice iléocaecal (appendicectomie)
Extirpación quirúrgica del testículo (orquidectomía)	Amputation chirurgicale d'un ou des deux testicules (orchidectomie, orchiectomie)
Extracción quirúrgica de la vesícula biliar (colecistectomía)	Enlèvement chirurgical de la vésicule biliaire (cholécystectomie)
Extracción quirúrgica de los cálculos (litotomía)	Extraction chirurgicale des pierres de la vessie (lithotomie)
Extracción quirúrgica del útero (histerectomía)	Enlèvement chirurgical de l'uterus (hystérectomie)
Exudado faríngeo	Culture de gorge avec le coton-tige
Eyaculación	Éjaculation
Eyaculación precoz	Éjaculation précoce
Factor Rh negativo	Système Rhésus négatif
Factor Rh positivo	Système Rhésus positif
Falange	Phalange
Falta de aire (disnea)	Difficulté respiratoire (dyspnée)
Falta de respiración (apnea)	Arrêt respiratoire (apnée)
Falta de visión en luz brillante (hemeralopia)	Héméralopie
Faringe	Pharynx
Farmacéutico	Pharmacien
Farmacia	Pharmacie
Fármaco antialcohólico	Médicament contre la dépendance à l'alcool
Fármaco antiobesidad	Médicament anti-obésité
Fármaco antiviral	Médicament antiviral
Fármaco tuberculostático	Antituberculeux
Fármaco utilizado para suprimir el trabajo de parto prematuro (tocolítico)	Médicament pour interrompre le déclenchement du travail (tocolytique)
Fármacos abortivos	Médicaments abortifs
Fascia profunda	Fascia musculaire (périmysium)
Fase de remisión	Rémission
Fecundación (fertilización)	Conception (fécondation)
Fecundación in vitro	Fécondation in vitro
Fenilcetonuria	Phénylcétonurie
Fentanilo	Fentanyl
Feto	Foetus
Feto posición transversal	Position transversale du foetus
Fetoscopia	Foetoscopie
Fibrilación auricular	Fibrillation auriculaire
Fibrilación ventricular	Fibrillation ventriculaire
Fibrina	Fibrine
Fibrinógeno	Fibrinogène
Fibroblasto (célula fija)	Fibroblaste
Fibrosis quística (mucoviscidosis)	Mucoviscidose (fibrose kystique)
Fiebre	Fièvre
Fiebre del Zika	Fièvre Zika
Fiebre puerperal	Fièvre puerpérale
Fiebre reincidente	Fièvre récurrente
Fisioterapeuta	Physiothérapeute
Fisioterapia	Physiothérapie
Fístula anal	Fistule anale
Fisura anal	Fissure anale
Fitoterapia	Phytothérapie
Flebografía	Phlébographie
Flebotrombosis	Phlébothrombose
Flexibilidad anormal	Flexibilité anormale
Fluido corporal	Fluide corporel
Flujo (descarga, secreción)	Sécrétion (suintement, écoulement)

Flujo vaginal	Pertes vaginales
Fluoroscopia	Fluoroscopie
Fobia	Phobie
Foliculitis	Folliculite
Folículo de Graaf	Follicule de Graaf
Fórceps	Forceps
Forúnculo (furúnculo)	Furoncle
Fosfatasa alcalina	Phosphatase alcaline
Fosfolípido	Phospholipide
Fósforo	Phosphore
Fotofobia (intolerancia a la luz)	Photophobie (crainte de la lumière)
Fractura abierta	Fracture ouverte
Fractura cominuta	Fracture comminutive
Fractura de hueso	Fracture des os
Fractura-dislocación	Fracture à déplacement
Frasquito	Fiole
Frecuencia de las contracciones uterinas	Fréquence des contractions utérines
Frente	Front
Frigidez	Frigidité
Fuera	Dehors
Gabacha desechable	Blouse de protection
Gafas	Lunettes de vue
Galactorrea	Galactorrhée
Gammagrafía de bazo con tecnecio 99m	Scintigraphie splénique au Technétium 99m
Gammagrafía hepatobiliar con tecnecio 99m	Scintigraphie hépato-biliaire au Technétium 99m
Gammagrafía ósea	Scintigraphie osseuse
Gammagrafía pulmonar	Scintigraphie pulmonaire
Gammagrafía renal	Scintigraphie rénale
Gammagrafía tiroidea	Scintigraphie thyroïdienne
Ganas de vomitar	Envie de vomir
Ganglio linfático	Ganglion lymphatique (noeud lymphatique)
Gangrena	Gangrène
Gangrena húmeda	Gangrène humide
Garganta	Gorge
Gas	Gaz
Gasa	Gaze
Gasto urinario excesivo (poliuria)	Sécrétion d'urine en quantité abondante (polyurie)
Gastroenteritis	Gastroentérite
Gastroscopia	Gastroscopie
Gel	Gel
Gel conductor	Gel électroconductif
Gemelos	Jumeaux
Gemelos dicigóticos (mellizos)	Jumeaux dizygotes
Gemelos monocigóticos	Jumeaux monozygotes
Gentamicina	Gentamicine
Gérmenes	Germes
Gigantismo	Gigantisme
Ginecología	Gynécologie
Glande	Gland
Glándula	Glande
Glándula bulbouretral (glándula de Cowper)	Glande de Cowper (glande bulbo-uretrale)
Glándula de Bartolino	Glande de Bartholin
Glándula lagrimal	Glande lacrymale
Glándula paratiroides	Parathyroïde
Glándula pineal (epífisis)	Glande pinéale (épiphyse)
Glándula salival	Glande salivaire
Glándula sebácea	Glande sébacée
Glándula sudorípara	Glande sudoripare (sudorale)
Glándula suprarrenal	Glande surrénale
Globo ocular	Globe oculaire
Globulina	Globuline
Glomérulo	Glomérule
Glucagón	Glucagon
Glucocorticoide	Glucocorticoïde
Glucógeno	Glycogène
Glucosa	Glucose
Golpe	Coup
Golpe de calor	Coup de chaleur
Goma de mascar de nicotina	Gomme à la nicotine
Gónada	Gonade
Gonadotropina	Gonadotrophine
Gonadotropina coriónica	Gonadotrophine chorionique
Goniómetro	Goniomètre
Gonioscopia	Gonioscopie
Gonorrea (blenorragia, blenorrea)	Gonorrhée (blennorragie, chaude-pisse)

Gorra desechable	Charlotte à usage unique	**Hemorragia epidural**	Hémorragie épidurale
Gotas	Gouttes	**Hemorroides**	Hémorroïdes
Gotas nasales	Gouttes nasales	**Hemostático**	Hémostatique
Gotas óticas	Gouttes auriculaires	**Heparina**	Héparine
Goteo nasal (rinorrea)	Écoulement par le nez (rhinorhée)	**Herida**	Blessure
		Herida	Plaie
Gramo	Gramme	**Herida de bala**	Blessure par balle
Granulocito	Granulocyte (polynucléaire)	**Herida por corte**	Plaie par objet tranchant
Grasa	Matière grasse	**Herida por mordedura**	Blessure par morsure
Gravedad específica de la orina	Poids spécifique de l'urine	**Herida térmica**	Blessure thermique
Gripe (gripa, influenza)	Grippe (influenza)	**Hermafroditismo**	Hermaphrodisme
		Hernia	Hernie
Grupo sanguíneo	Groupe sanguin	**Hernia discal**	Hernie discale
Grupo sanguíneo 0	Groupe sanguin 0	**Hernia umbilical**	Hernie ombilicale
Grupo sanguíneo AB	Groupe sanguin AB	**Herpangina**	Herpangine
		Herpes genital	Herpès génital
Grupo sanguíneo B	Groupe sanguin B	**Herpes simple**	Herpès (infection herpétique)
Grupo sanguíneoA	Groupe sanguin A		
Guantes desechables	Gants à usage unique	**Herpes zóster (herpes zona)**	Zona
Guardar cama	Repos au lit	**Hidrocefalia**	Hydrocéphalie
Hambre	Faim	**Hidrocele**	Hydrocèle
Haz de His	Faisceau de His	**Hidroterapia**	Hydrothérapie
HbsAg (antígeno de superficie de la hepatitis B)	Antigène HbsAg (antigène de surface du virus de l'hépatite B)	**Hielo**	Glace
		Hierro (fierro)	Fer
		Hígado	Foie
		Himen	Hymen
Heces acuosas	Selles aqueuses	**Hinchazón**	Gonflement (enflure)
Heces amarillas	Selles jaunes	**Hinchazón y gases (flatulencia, ventosidad)**	Ballonnements et vesse (flatulence)
Heces de color rojo	Selles rouges		
Heces negras (melena)	Selles noir (melanea, méléna)		
		Hiperactividad	Hyperactivité
Heces verdes	Selles vertes	**Hipercalcemia**	Hypercalcémie
Helicóptero	Hélicoptère	**Hiperémesis gravídica**	Hyperemesis gravidarum
Hemangioma capilar (marca de fresa)	Hémangiome capillaire	**Hiperemia del ovario**	Hyperhémie ovarienne
Hematocrito	Hématocrite	**Hiperinsulinismo**	Hyperinsulinisme
Hematoma	Hématome	**Hipermetropía**	Hypermétropie
Hematoma epidural	Hématome épidural	**Hiperparatiroidi-smo**	Hyperparathyroïdie
Hemivértebra	Hémivertèbre		
Hemocultivo	Hémoculture	**Hiperpituitarismo**	Hyperpituitarisme
Hemofilia	Hémophilie	**Hiperplasia endometrial**	Hyperplasie endométriale
Hemoglobina	Hémoglobine		
Hemoglobina en orina (hemoglobinuria)	Hémoglobine dans l'urine (hémoglobinurie)	**Hiperplasia pseudo-epiteliomatosa**	Hyperplasie pseudo-épithéliomateuse
		Hiperpotasemia (hipercalemia)	Hyperkaliémie
Hemograma (conteo sanguíneo completo)	Hémogramme (numération formule sanguine)	**Hipersensibilidad electromagnética**	Sensibilité éléctromagnétique
Hemorragia arterial	Hémorragie artérielle	**Hipertensión arterial pulmonar**	Hypertension artérielle pulmonaire

Hipertensión esencial Hypertension artérielle essentielle
Hipertensión secundaria Hypertension secondaire
Hipertermia Hyperthermie
Hipertiroidismo Hyperthyroïdie
Hipertrofia Hypertrophie
Hipertrofia del útero Hypertrophie de l'utérus
Hipertrofia ventricular Hypertrophie ventriculaire
Hiperuricemia Hyperuricémie
Hiperventilación Hyperventilation
Hipervitaminosis Hypervitaminose
Hipervolemia (aumento del volumen de sangre en la circulación) Hypervolémie (augmentation du volume de sang dans les vaisseaux)
Hipnótico Hypnotique (somnifère)
Hipo Hoquet
Hipoalbuminemia Hypoalbuminémie
Hipocalcemia Hypocalcémie
Hipocaliemia Hypokaliémie
Hipocondría Hypocondrie
Hipófisis (glándula pituitaria) Hypophyse (glande pituitaire)
Hipoglicemia Hypoglycémie
Hipoinsulinismo Hypoinsulinisme
Hipoparatiroidismo Hypoparathyroïdie
Hipopituitarismo Hypopituitarisme
Hipotálamo Hypothalamus
Hipotensión y síncope Hypotension et syncope
Hipotermia Hypothermie
Hipotiroidismo Hypothyroïdie
Hipotonía Hypotonie
Hipotonía muscular Hypotonie musculaire
Hipotrofia fetal Hypotrophie foetale
Hipoxia Hypoxie
Hirsutismo Hirsutisme
Histeria Hystérie
Histerosalpingografía Hystérosalpingographie
Histeroscopia Hystéroscopie
Hombro Épaule
Hora Heure
Hormigueo Fourmillement
Hormona Hormone
Hormona adrenocorticotropa (corticotropina, corticotrofina) Hormone corticotrope (adrenocorticotropic hormone, ACTH)
Hormona anidiurética (arginina vasopresina) Hormone antidiurétique (vasopressine)
Hormona de crecimiento somatotropa Hormone de croissance (somatotropine)
Hormona luteinizante (lutropina) Hormne lutéinisante
Hospital Hôpital
Hospital de maternidad Maternité
Hoy Aujourd'hui
Hueso Os
Hueso coxal Os coxal
Hueso frontal Os frontal
Hueso maxilar superior (maxila) Os maxillaire
Hueso occipital Os occipital
Hueso parietal Os pariétal
Hueso proprio de la nariz (hueso nasal) Os nasal
Huracán Ouragan
Ictericia Ictère (jaunisse)
Ictericia del recién nacido Ictère néonatal
Íleon Iléon (ileum)
Ilion Ilion (ilium)
Imagen por resonancia magnética (IRM) Imagerie par résonance magnétique (IRM)
Imagen por resonancia magnética funcional (IRMf) Imagerie par résonance magnétique fonctionnelle (IRMf)
Imbecilidad Imbécillité
Impétigo Impétigo
Implante de mama Implant mammaire
Implatación Implantation
Impotencia Impotence
Inanición Famine
Incapacidad de movimiento Incapacité de se mouvoir
Incapacidad para orinar Incapacité d'uriner
Incendio (fuego) Incendie
Incisión quirúrgica en la tráquea (traqueotomía) Ouverture chirurgicale dans la trachée (trachéotomie)
Incisivo Incisive
Incompetencia cervical Incompétence cervicale

Inconsciencia	Absence de la conscience
Incontinencia	Incontinence
Incontinencia urinaria	Incontinence urinaire
Incontinencia urinaria por estrés	Incontinence urinarie d'effort
Incremento de la presión sanguínea (hipertensión)	Pression artérielle élevée (hypertension artérielle)
Incubadora	Couveuse (incubateur)
Indigestión	Indigestion
Infarto	Infarctus
Infarto de miocardio	Infarctus du myocarde
Infección	Infection
Infección bacteriana	Infection bactérienne
Infección de las membranas placentarias (corioamnionitis)	Chorioamnionite
Infección por clamidia	Infection à Chlamydia
Infeccion por el virus del papilom humano (VPH)	Infection par le virus du papillome humain (VPH)
Infección por hongos	Infection fongique
Infección viral	Infection virale
Infecciones TORCH	Infections TORCH
Infertilidad	Infertilité (stérilité)
Infestación de gusanos (helmintiasis)	Infestation par des vers parasites intestinaux (helminthiase)
Infestación por ladilla (ftiriasis)	Infestation par des poux du pubic (phtiriase)
Infestación por piojos (pediculosis)	Infestation par des poux (pédiculose)
Inflamación	Inflammation
Inflamación de la próstata (prostatitis)	Inflammation de la prostate (prostatite)
Inflamación de la vagina (vaginitis)	Inflammation du vagin (vaginite)
Inflamación de la vejiga urinaria (cistitis)	Inflammation de la vessie (cystite)
Inflamación de la vulva (vulvitis)	Inflammation de la vulve (vulvite)
Inflamación de las venas (flebitis)	Inflammation des veines (phlébite)
Inflamación del apéndice (apendicitis)	Inflammation de l'appendice iléo-caecal (appendicite)
Inflamación del endometrio (endometritis)	Inflammation de l'endomètre (endométrite)
Inflamación del epidídimo (epididimitis)	Inflammation de l'épididyme (épididymite)
Inflamación del peritoneo (peritonitis)	Inflammation du péritoine (péritonite)
Inflamación del seno (mastitis)	Inflammation de la mamelle (mastite)
Inflamación del testículo (orquitis)	Inflammation des testicules (orchite)
Infusión	Perfusion
Ingestas descontroladas de alimentos (hiperfagia)	Prise excessive d'aliments (hyperphagie)
Ingle	Aine
Inhalación	Inhalation
Inmovilizador de cabeza	Immobiliseur de tête
Inmunodeficiencia	Immunodéficience
Inmunoglobulina	Immunoglobuline
Inmunosupresor	Immunosuppresseur
Inseminación artificial	Insémination artificielle
Insolación	Coup de soleil (insolation)
Insomnio	Insomnie
Insuficiencia renal aguda	Insuffisance rénale aiguë
Insuficiencia renal crónica	Insuffisance rénale chronique
Insulina	Insuline
Intensidad de contracciones uterinas	Intensité des contractions utérines
Interferón	Interféron
Intestin	Intestin
Intestino delgado	Intestin grêle
Intestino grueso (colon)	Gros intestin (côlon)
Intolerancia a la lactosa	Intolérance au lactose
Intolerancia al gluten	Intolérance au gluten
Intoxicación alimentaria	Empoisonnement alimentaires
Intoxicación por alcohol	Empoisonnement par l'alcool
Intravenoso poste	Pied à perfusion

Intubación	Intubation	**Lesiones de la cabeza y del cerebro**	Blessures à la tête et blessures du cerveau
Inundación	Inondation	**Lesiones mecánicas**	Lésions mécaniques
Inyección	Injection	**Lesiones térmicas**	Lésions thermiques
Inyección intracitoplasmática de espermatozoides	Injection intracytoplasmique de spermatozoïdes	**Leucocito**	Leucocyte
Ir al servicio	Aller aux toilettes	**Leucorrea**	Leucorrhée
Iris	Iris	**Ligamento**	Ligament
Isquemia	Ischémie	**Linfa**	Lymphe
Isquión	Ischium	**Linfedema**	Lymphoedème
Izquierda	Gauche	**Linfocito**	Lymphocyte
Jabón	Savon	**Linfografía**	Lymphographie
Jarabe	Sirop	**Líquido amniótico**	Liquide amniotique
Jeringa	Seringue	**Líquido cefalorraquídeo (líquido cerebrospinal)**	Liquide cérébro-spinal
Joroba	Bossu	**Líquido intersticial (líquido tisular)**	Liquide interstitiel
Jugo gástrico	Suc gastrique	**Líquido sinovial**	Liquide synovial
Jugo intestinal	Suc intestinal	**Litopedion**	Lithopédion (enfant pétrifié)
Jugo pancreático	Suc pancréatique	**Litro**	Litre
Keratosis	Kératose (kératodermie)	**Llamada de socorro**	Appel à l'aide
Kernicterus (encefalopatía neonatal bilirrubínica)	Kernictère	**Llamada de SOS**	Appel SOS
Labio	Lèvre	**Loción**	Lotion
Labio leporino (fisura labial)	Fente labiale et fente palatine	**Loquios**	Lochies
Laboratorio	Laboratoire	**Lordosis**	Lordose
Laceración	Lacération	**Lubricante**	Lubrifiant
Lactancia	Lactation	**Luxación (lujación, dislocación)**	Déboîtement (luxation)
Lactancia materna	Allaitement	**Luz**	Lumière
Lágrima	Larme	**Macrosomía fetal**	Macrosomie foetale
Laparoscopia	Laparoscopie	**Madre**	Mère
Laringe	Larynx	**Madre de alquiler**	Mère porteuse
Laringoespasmo	Laryngospasme	**Magnesio**	Magnésium
Laringoscopia	Laryngoscopie	**Magnetoencefalo-grafía**	Magnétoencéphalogr aphie
Laringoscopio	Laryngoscope	**Mal aliento (halitosis)**	Mauvaise heleine (halitose)
Lavado	Rinçage	**Mal de garganta (inflamación de la faringe, faringitis)**	Mal à la gorge (inflammattion du pharinx, pharingite)
Lavado gástrico	Lavage gastrique	**Mal de mar**	Mal de mer
Lavandería	Blanchisserie	**Mal de montaña (mal de altura)**	Mal aigu des montagnes
Lavar	Rincer	**Malabsorción**	Malabsorption
Laxante	Laxatif	**Malformación arteriovenosa cerebral**	Anomalie cérébrovasculaire
Legrado	Curetage	**Malformación cardiaca congénita**	Malformation congénitale du coeur
Lengua	Langue	**Malformación del desarrollo cerebral**	Anomalie du développement cérébral
Lengua más grande de lo normal (macroglosia)	Augmentation de la langue (macroglossie)		
Lentes de contacto (lentillas, pupilentes)	Lentilles de contact		
Lesión de nervio	Lésion du nerf		
Lesión de nervio periférico	Lésion du nerf périphérique		
Lesión por explosión	Blessure par explosion		

Malformaciones uterinas	Malformations utérines
Mama	Sein
Mamografía	Mammographie
Mañana	Matin
Mandíbula	Mandibule
Manganeso	Manganèse
Manguito de presión arterial	Brassard du manomètre
Manía	Manie
Maniobra de Heimlich	Méthode de Heimlich
Mano	Main
Manometría esofágica	Manométrie oesophagienne
Manta (cobija)	Couverture
Manzanilla	Camomille
Marcador biológico	Biomarqueur
Marcador tumoral	Marqueur tumoral
Marcador tumoral CA 125	Antigène de cancer CA 125
Marcapasos	Stimulateur cardiaque (pacemaker, pile)
Marcha arrastrando los pies	Démarche traînante
Martillo (malleus)	Marteau (malléus)
Máscara de oxígeno	Masque à oxygène
Máscara de reanimación	Masque de réanimation
Máscara laríngea	Masque laryngé
Mascarilla desechable	Masque de protection
Mastitis puerperal	Mammite puerpérale
Mastitis quística crónica (enfermedad fibroquística)	Mastopathie fibrocystique
Mastopatía	Mastopathie
Materia de desperdicio	Débris
Matriz (útero, seno materno)	Utérus
Matrona (matrón)	Sage-femme
Meconio	Méconium
Mediastinoscopia	Médiastinoscopie
Medicamento (fármaco)	Médicament
Medicina nuclear	Médicine nucléaire
Médico	Médecin
Médico de cabecera	Médecin généraliste (médecin omnipraticien)
Medio de contraste	Produit de contraste
Médula cerebral	Moelle du cerveau
Médula espinal	Moelle épinière (moelle spinale)
Médula ósea	Moelle osseuse
Megacolon	Mégacolôn
Mejilla (carrillo)	Joue
Melanina	Mélanine
Melanotropina	Hormone mélanotrope (mélanocortine, mélanotropine)
Melasma (cloasma)	Chleuasme (chloasma)
Melatonina	Mélatonine (hormone du sommeil)
Membrana sinovial	Membrane synoviale
Meninge	Méninge
MeningoceleOsteoporosis	Méningocèle
Meningoencefalocele	Méningoencphalocèle
Menisco	Ménisque
Menopausia	Ménopause
Menstruación (período)	Règle (menstruation)
Menstruación dolorosa (dismenorrea)	Règle douloureuse (dysménorrhée)
Mes	Mois
Mesa (escritorio)	Table
Mesa para cama	Table de lit
Mesilla de noche	Table de chevet (table de nuit)
Metabolismo basal acelerado	Metabolisme de base accéléré
Metabolismo basal lento	Métabolisme basal diminué
Metacarpo	Métacarpe
Metadona	Méthadone
Metatarso	Métatarse
Meteoropatía	Météoropathie
Micción	Miction
Micción dolorosa (angurria)	Urination douloureuse (strangurie)
Micción frecuente	Miction fréquente
Microcefalia	Microcéphalie
Microgramo	Microgramme
Mielografía	Myélographie
Mielografía cervical suboccipital	Myélographie sous-occipitale
Mielografía lumbar	Myélographie lombaire
Mielomeningocele	Myéloméningocèle
Miembro inferior	Membre inférieur

Español	Français
Mifepristona	Mifépristone
Migraña (jaqueca)	Migraine
Mil	Mille
Mil millones (miliarda)	Milliard
Miligramo	Milligramme
Mililitro	Millilitre
Milium (milia)	Milium (grutum, acné miliaire)
Millón	Million
Mineral	Minéral
Mineralocorticoide	Minéralcorticoïde
Minuto	Minute
Miocardio	Myocarde
Miocardiopatía	Cardiomyopathie
Mioma	Myome
Miopía	Myopie
Moco	Mucus
Moco (mucus) nasal	Mucus nasal
Moco en las heces	Mucus dans les selles
Molar	Molaire
Molibdeno	Molybdène
Monitor de signos vitales	Moniteur de signes vitaux
Monitorización de la presión arterial	Monitoring de la pression artérielle
Monocito	Monocyte
Mordedura	Morsure
Mordedura de un animal enfermo de rabia	Morsure d'un animal infecté par le virus de la rage
Morder	Mordre
Moretón (equimosis)	Ecchymose
Morfina	Morphine
Morir	Mourir
Mórula	Morula
Mostrador de recepción	Réception
Movimiento fetal	Mouvements actifs fœtaux
Movimientos involuntarios y rápidos de los ojos (opsoclonus)	Mouvements involontaires anarchiques des globes oculaires (opsoclonus)
Mucocele	Mucocèle
Mucolítico	Mucolytique
Mucosa	Muqueuse
Mucosa estomacal	Muqueuse gastrique
Mucosa interior del útero (endometrio)	Muqueuse utérine (endomètre)
Muerte	Mort
Muerte natural	Mort naturelle
Muerte violenta	Mort violente
Muestra de vellosidades coriónicas	Choriocentèse
Muleta	Béquille
Multigrávida	Multipare
Muñeca	Poignet
Múscolo liso	Muscle lisse
Músculo	Muscle
Músculo ciliar	Muscle ciliaire
Músculo flácido	Muscle flasque (hypotonie musculaire)
Músculo glúteo	Muscle glutéal
Muslo (región femoral)	Cuisse
Nacido muerto	Mort-né
Nalga	Siège
Narcolepsia (síndrome de Gelineau, epilepsia del sueño)	Narcolepsie (maladie de Gélineau)
Narina	Narine
Nariz	Nez
Náusea	Nausée
Necrosis	Nécrose
Nefropatía diabética	Néphropathie diabétique
Neonato (recién nacido)	Nouveau-né
Neonatología	Néonatologie
Nervio	Nerf
Nervio craneal	Nerf crânien
Nervio espinal	Nerf spinal
Nervio óptico	Nerf optique
Neumoencefalografía	Encéphalographie gazeuse
Neumotórax	Pneumothorax
Neuralgia	Névralgie
Neurastenia	Neurasthénie
Neuropatía diabética	Neuropathie diabétique
Neurosis	Névrose (neurose)
Nevus (nevo)	Grain de beauté (naevus)
Nistagmo	Nystagmus
Nistatina	Nystatine
Nitrógeno ureico en sangre (BUN)	Azote d'urée dans le sang
Noche	Nuit
Nódulo auriculoventricular	Noeud atrio-ventriculaire
Noradrenalina	Noradrénaline
Novecientos	Neuf cents
Novena semana	Neuvième semaine

Noveno mes	Neuvième mois
Noventa	Neuvième
Noventa	Quatre-vingt-dix
Nuca	Nuque
Nudo	Nodule
Nueve	Neuf
Número	Numéro
Nutrimento (nutriente)	Nutriment (élément nutritif)
Obesidad	Obésité
Obstetricia	Obstétrique
Ochenta	Quatre-vingts
Ocho	Huit
Ochocientos	Huit cents
Octava semana	Huitième semaine
Octavo	Huitième
Octavo mes	Huitième mois
Oftalmoscopia	Ophtalmoscopie
Óido	Oreille
Oído medio	Oreille moyenne
Ojo	Oeil
Ojos llorosos	Yeux larmoyants
Ombligo (pupo)	Ombilic (nombril)
Once	Onze
Operación quirúrgica	Opération chirurgicale
Opioide	Opioïde
Órbita	Orbite de l'oeil
Órgano	Organe
Orientación	Orientation
Orina	Urine
Orina de color marrón	Urine marron
Orina de color rojo	Urine rouge
Orina turbia	Urine opaque
Orinal	Pot de chambre
Ortopedia	Orthopédie
Oscilaciones del humor	Saute d'humeur
Osteoartropatía hipertrófica (enfermedad de Bamberger-Marie)	Ostéo-arthropathie hypertrophiante de Pierre Marie (syndrome de Marie-Bamberger)
Osteoporosis	Ostéoporose
Otoscopía	Otoscopie
Ovario	Ovaire
Ovogénesis	Ovogenèse
Ovulación	Ovulation
Ovulación dolorosa	Douleurs ovulatoires (mittelschmerz)
Óvulo	Ovule
Oxicodona	Oxycodone
Oxitocina	Ocytocine (oxytocine)

Pabellón auricular (aurícula)	Pavillon auriculaire
Pabellón de enfermedades infecciosas	Salle maladies infectieuses
Paciente	Patient (malade)
Padrastro	Envie de l'ongle
Padre	Père
Padre (primario)	Géniteur
Padre biológico	Parent biologique
Paladar	Palaise
Paladar óseo	Palais osseux
Palangana (ajofaina)	Cuvette
Palidez	Pâleur
Palma	Paume
Palmas de las manos calientes y mojadas	Paumes des mains chaudes et humides
Palpación	Palpation
Palpitación	Palpitation
Pañal	Couche-culotte
Páncreas	Pancréas
Pancreas aberrante	Pancréas aberrant
Pandemia	Pandémie
Pantorrilla	Mollet
Pantuflas	Chausson
Papelera	Poubelle
Paperas (parotiditis)	Oreillons (parotidite virale)
Papila gustativa	Papille gustative
Paracetamol	Paracétamol
Parafina	Paraffine
Parálisis	Paralysie
Parálisis cerebral	Infirmité motorice cérébrale
Paranoia	Paranoïa
Parathormona (hormona paratiroidea, paratirina)	Parathormone (hormone parathyroïdienne)
Parche de nicotina	Timbre à la nicotine
Pared abdominal	Face de la cavité abdominale
Paresis	Parésie
Paridad	Parité
Paro cardiaco (parada cardiorrespiratoria)	Arrêt cardiaque (arrêt ventilatoire, arrêt cardio-respiratoire)
Párpado	Paupière
Parte superior del brazo	Partie supérieure du bras
Parto	Accouchement (naissance)

Parto a término	Accouchement à terme	**Pérdida de sangre ma-yor durante la menstruación (menorragia)**	Cycle menstruel anormalement excessice (ménorragie)
Parto en agua	Accouchement dans l'eau	**Pérdida de sangre por la nariz (epistaxis)**	Saignement de nez (épistaxis)
Parto patológico	Accouchement pathologique	**Pérdida de sangre uterina (metrorragia)**	Saignement de l'utérus (métrorragie)
Parto postérmino	Naissance après terme	**Pérdida del apetito**	Perte d'appétit
Parto pretérmino	Prématurité	**Pérdida del sentido del gusto (ageusia)**	Perte du sens du goût (agueusie)
Parto prolongado	Accouchement prolongé	**Pérdida del sentido del olfato (anosmia)**	Perte de la sensibilité aux odeurs (anosmie)
Pasta	Pâte	**Pérdida del sentido del tacto**	Perte du sens du toucher
Pasta de dientes (dentífrico)	Dentifrice	**Perfil biofísico fetal**	Profil biophysique foetal
Pasta de óxido de zinc	Pommade à l'oxyde de zinc	**Pericardio**	Péricarde
Pastilla	Pastille	**Periné (perineo)**	Périnée
Patear	Coups de pied	**Periodontitis (piorrea)**	Parodontite
Patología	Pathologie	**Peritoneo**	Péritoine
Pecho	Torse	**Peritonitis meconial**	Péritonite méconiale
Pecho hundido (pectus excavatum)	Thorax en entonnoir (pectus excavatum)	**Peso al nacer**	Poids de naissance
Pectus carinatum	Pectus carinatum	**Pestaña**	Cil
Pediatría	Pédiatrie	**Petequia**	Pétéchie
Pelea	Combat	**Pezón**	Mamelon (papille)
Pelo	Poil	**Pezón invertido**	Téton ombiliqué
Pelvigrafía	Pelvigraphie	**pH-metría fetal**	pH-métrie foetale
Pelvimetría	Pelvimétrie	**Piamadre**	Pie-mère
Pelvis	Bassin osseux	**Picadura de garrapata infectada**	Piqûre de tique infectée
Pelvis contraída	Bassin contracté	**Picadura de mosquito infectado**	Piqûre de moustique infecté
Pene (falo)	Pénis	**Pie**	Pied
Penicilina	Pénicilline	**Pie calcáneo**	Pied calcanéus
Percusión	Percussion	**Pie cavo (pes cavus)**	Pied creux
Pérdida de capacidad de producir lenguaje (afasia)	Perte d'habileté d'expression du langage (mutisme, aphasie)	**Pie equinovaro (talipes equinovarus, pie bot, pie retorcido)**	Pied-bot (pied-bot équin)
Pérdida de fuerza muscular (astenia)	Affaiblissement de l'organisme (asthénie)	**Pie plano (pes planus, arcos vencidos)**	Pied plat (pes planus)
Pérdida de la capacidad auditiva	Perte d'ouïe	**Pie valgo**	Pied valgus
Pérdida de la memoria	Perte de mémoire	**Piedra en el riñon (cálculo renal, litiasis renal)**	Calcul rénal (néphrolithiase, lithiase urinaire)
Pérdida de la mitad del campo visual (hemianopsia)	Perte de la vue dans une moitié du champ visuel (hémianopsie)	**Piel**	Peau
Pérdida de peso	Amaigrissement	**Pielografía retrógrada**	Urétéro-pyélographie rétrograde
Pérdida de pulso	Absence de pouls		
Pérdida de sangre a través del ano (rectorragia)	Saignement anal (rectorragie)		

Pielonefritis (infección urinaria alta)	Pyélonéphrite (infection bactérienne des voies urinaires hautes)
Pierna	Jambe
Pieza	Morceau
Pijama (piyama)	Pyjama
Píldora anticonceptiva	Contraception orale
Pinzas	Brucelles
Pitidos en el oído (acúfeno, tinnitus)	Acouphène
Placa dental	Plaque dentaire
Placenta	Placenta
Placenta accreta	Placenta accreta
Placenta previa	Placenta praevia
Plagiocefalia	Plagiocéphalie
Planta del pie	Plante
Plaqueta (trombocito)	Thrombocyte
Plasma sanguíneo	Plasma sanguin
Pletismografía	Pléthysmographie
Pleura	Plèvre
Pleura parietal	Plèvre pariétale
Pleura visceral	Plèvre viscérale
Poción	Potion
Polidactilia	Polydactylie
Pólipo	Polype
Pólipo cervical	Polype au col de l'utérus
Pólipo de colon	Polype du côlon
Pólipo endometrial	Polype utérin
Polisomnografía	Polysomnographie (polygraphie du sommeil)
Polución química	Pollution chimique
Polvo	Poudre
Polvo liquido	Poudre fluide
Por la mañana	Le matin
Por la noche	Le soir
Por vía oral	Par voie orale
Porfiria	Porphyrie
Poro	Pore
Posición de nalgas	Présentation podalique (présentation du siège)
Posición de Trendelenburg	Position de Trendelenburg
Potasio	Potassium
Preeclampsia	Pré-éclampsie
Premolar	Prémolaire
Prepucio	Prépuce
Presencia de pus en la orina (piuria)	Présence de pus dans l'urine (pyurie)
Preservativo (condón, profiláctico)	Préservatif
Presión sanguínea baja (hipotensión)	Baisse de la pression artérielle (hypotension artérielle)
Presión venosa central	Pression veineuse centrale
Primer mes	Premier mois
Primer trimestre	Premier trimestre
Primera menstruación (menarquia)	Première période de menstruations (ménarche)
Primera semana	Première semaine
Primero	Premier
Primeros auxilios	Premiers secours
Primigesta	Primigeste
Progesterona	Progestérone
Progesterona de placenta	Progestérone placentaire
Prolactina	Prolactine
Prolapso del cordón umbilical	Prolapsus du cordon ombilical
Prolapso del útero	Prolapsus de l'utérus
Próstata	Prostate
Protector solar	Crème solaire
Protectores talón/codo antiescaras	Talonnières et coudières
Proteína	Protéine
Proteínas en la orina	Protéines dans les urines
Proteinuria	Protéinurie (excès de protéines dans l'urine)
Prueba de aclaramiento de urea sanguínea	Épruve d'élimination de l'urée sanguine
Prueba de alfa-fetoproteína	Test d'alpha-foetoprotéine
Prueba de Coombs indirecta	Réaction de Coombs indirecte
Prueba de embarazo	Test de grossesse
Prueba de emplasto (prueba del parche)	Patch test
Prueba de gases en la sangre	Prélèvement des gaz du sang
Prueba de la bencidina	Analyse fécale de benzidine
Prueba de la fenolsulfonftaleína	Épruve à la phéno-sulfonphtaléine

Prueba de la función hepática con bromosulfaleína	Test de la brome-sulfonephtaléine
Prueba de Papanicolau	Test PAP
Prueba de Weber	Test de Weber
Prueba del aliento con urea	Test respiratoire à l'urée
Prueba rápida para estreptococo	Test de diagnostic rapide du streptocoque
Pruebas de embarazo	Test de grossesse
Pruebas de función hepática	Explorations fonctionnelles hépatiques
Pruebas de laboratorio	Analyse médicale (examens de biologie médicale)
Pruebas de serología	Analyse sérologique
Prurito (picazón, comezón, rasquiña)	Prurit
Psicoestimulante	Psychostimulant
Psicólogo	Psychologue
Psiconeurosis	Psychonévrose
Psicopatía	Psychopathie
Psicosis	Psychose
Psicosis postparto	Psychose puerpérale
Psiquiatría	Psychiatrie
Pubertad precoz	Puberté précoce
Pubis	Os pubien
Puerperio	Post-partum
Puerta	Porte
Pulidor de los dientes	Vernis à dents
Pulmón	Poumon
Pulmones	Poumons
Pulpa dentaria	Pulpe dentaire
Pulso acelerado	Fréquence du pouls accélérée
Punción aspiración con aguja fina	Forage-biopsie
Punción lumbar	Ponction lombaire (rachicentèse)
Punción suboccipital	Ponction sous-occipitale
Punción transtorácica aspirativa con aguja ultrafina	Ponction transthoracique percutanée à l'aiguille fine
Pupila	Pupille
Pupilas dilatadas	Pupilles dilatées
Pupilas pequeñas	Pupilles diminuées
Purgante (purgativo)	Purgatif
Purificación	Purification
Púrpura	Purpura
Pus	Pus
Pústula	Pustule
Quemadura	Brûlure
Quemadura eléctrica	Brûlure électrique
Queratina	Kératine
Quijada	Mâchoire
Quimioterapia	Chimiothérapie
Quince	Quinze
Quinientos	Cinq cents
Quinta semana	Cinquième semaine
Quinto	Cinquième
Quinto mes	Cinquième mois
Quirófano	Bloc opératoire
Quiste	Kyste
Quiste ovárico	Kyste ovarien
Rabia	Rage
Radiación	Radiation
Radio	Radius
Radiografía	Radiographie
Radiografía de esófago, estómago y duodeno tomada con comida baritada	Radiographie de l'abdomen en bouillie de sulfate de baryum
Radiografía de hueso (radiografía ósea)	Radiographie des os
Radiografía de la columna vertebral (radiografía vertebral)	Radiographie de la colonne vertébrale
Radiografía de tórax	Radiographie de thorax
Radiografía dental	Radiographie dentaire
Radiología	Radiographie
Raíz del diente	Racine dentaire
Rango de movimiento articular limitado	Mobilité atriculaire limitée
Rasguño	Égratignure
Reacción adversa a medicamento	Effets indésirables d'un médicament
Reanimación	Réanimation
Receptor de un órgano	Receveur de greffe
Receta	Ordonnance médicale
Recién nacido pre-término	Nouveau-né prématuré

Rectal	Rectal
Rectoscopia	Rectoscopie
Recuperación	Guérison
Reflejo patelar	Réflexe rotulien
Refractometría	Réfractométrie
Refugiado	Réfugié
Régimen (dieta)	Régime alimentaire
Regreso del contenido alimentario a través del esófago (regurgitación)	Retour à la bouche du contenu de l'estomac (régurgitation)
Rehabilitación	Réhabilitation
Relación sexual dolorosa (coitalgia, dispareunia)	Douleur lors du rapport sexuel (dyspareunie)
Relajante muscular (miorrelajante)	Myorelaxant
Repelente de insectos	Répulsif d'insectes
Repelente de mosquitos	Répulsif antimoustiques
Reponerse (recuperarse)	Se remettre (se guérir)
Reproducción asistida	Procréation médicalement assistée
Resección transuretral de la próstata	Résection transurétrale de la prostate
Resfriado común (resfrío)	Rhume
Respiración	Respiration
Respiración artificial	Ventilation artificielle
Respiración periódica (respiración de Cheynes-Stokes)	Respiration Cheynes-Stokes
Respiración rápida (taquipnea)	Respiration accélérée (tachypnée)
Respiración superficial	Respiration superficielle
Respuestas psicofisiológicas lentas	Réponses psycho-physiologiques lentes
Retención de orina	Rétention d'urine
Retina	Rétine
Retinopatía diabética	Rétinopathie diabétique
Retorcimiento anormal del intestino (vólvulo)	Volvulus
Retraso de la pubertad	Puberté tardive
Retraso mental	Retard mental (handicap mental)
Retroversión del útero	Utérus rétroversé
Rigidez de las articulaciones	Raideur articulaire
Rigidez de nuca (cuello rígido)	Raideur de nuque (raideur méningée)
Riñón	Rein
Rociada	Spray
Rodilla	Genou
Ronquera	Enrouement
Roséola (exantema súbito)	Roséole (exanthème subit, sixième maladie)
Rótula (patela)	Rotule (patella)
Rubéola	Rubéole
Ruptura (rotura)	Rupture
Ruptura de membrana	Rupture des membranes
Ruptura del aneurisma	Rupture d'anévrisme
Ruptura prematura de membrana	Rupture prématurée des membranes
Sábana	Drap
Sábana de hule para la incontinencia	Protège-matelas
Sabañón	Engelure
Sacaleches	Tire-lait
Saco amniótico	Amnios (sac amniotique)
Saco de hernia (saco herniario)	Sac herniaire
Sala (pabellón)	Salle
Sala de espera	Salle d'attente
Sala de partos	Salle d'accouchement
Salicilato	Salicylate
Saliva	Salive
Salvador (rescatador)	Sauveur
Sangrado externo (hemorragia externa)	Saignement externe (hémorragie externe)
Sangrado interno (hemorragia interna)	Saignement interne (hémorragie interne)
Sangrado venoso (hemorragia venosa)	Saignement veineux
Sangre	Sang

Sangre en el esputo (hemoptisis) Sang dans l'expectoration (hémoptysie)
Sangre en el líquido cefalorraquídeo Sang dans le liquide cérébro-spinal
Sangre en la orina (hematuria) Sang dans les urines (hématurie)
Sangre en las heces (hematochezia) Sang dans les selles (hématochézie)
Sarampión Rougeole (1re maladie)
SARM SARM
Sarpullido (erupción, eccema) Rash (eczéma)
Sebo cutáneo Sébum
Sed Soif
Seda dental (hilo dental) Fil dentaite
Sedativo Sédatif
Segunda semana Deuxième semaine
Segundo Deuxième
Segundo Seconde
Segundo mes Deuxième mois
Segundo trimestre Deuxèmetrimestre
Seguro de salud Assurance maladie
Seis Six
Seiscientos Six cents
Semana Semaine
Semen (esperma) Sperme
Semicoma Semi-coma
Señal de alarma Signal d'alarme
Seno Sinus
Sensación de ardor Sensation cuisante
Sensación de miedo Sensation de peur
Sensación exagerada de los estímulos táctiles (hiperestesia) Hypersensibilité aux stimuli extérieurs (hyperesthésie)
Sensibilidad al dolor (algesia) Sensibilité à la douleur (algésie)
Sepsis Sepsis
Sepsis puerperal Septicémie puerpérale
Septicemia Septicémie
Séptima semana Septième semaine
Séptimo Septième
Séptimo mes Septième mois
Sequedad de la boca (xerostomía) Sècheresse de la bouche (xèrostomie)
Sequedad de los ojos (xeroftalmia) Oeil sec (kérato-conjonctivite sèche)
Servicio Toilette (cabinet)
Servicios médicos de emergencia Aide médicale urgente
Sesenta Soixante
Setecientos Sept cents
Setenta Soixante-dix
Sexta semana Sixième semaine
Sexto Sixième
Sexto mes Sixième mois
Shunt Pontage (shunt)
Sialografía Sialographie
Sialorrea (ptialismo) Hypersialorrhée (ptyalisme)
SIDA (síndrome de inmunodeficiencia adquirida) SIDA (syndrome d'immunodéficience acquise)
Sien Tempe
Siete Sept
Sífilis Syphilis (vérole)
Sigmoidoscopia Sigmoïdoscopie
Signo de Chadwick Signe de Chadwick
Signos vitales Signes vitaux
Silla de evacuación Chaise d'évacuation
Silla de ruedas Fauteuil roulant (charriot, charrette)
Sinapsis Synapse
Síncope Syncope
Síndrome de abstinencia Sevrage
Síndrome de alcoholismo fetal Syndrome d'alcoolisation foetale
Síndrome de aspiración de meconio Syndrome d'aspiration méconiale
Síndrome de bebé flácido Syndrome du bébé mou
Síndrome de decompresión (enfermedad de los buzos, mal de presión) Maladie de décompression (maladie des plongeurs, maladie des caissons)
Síndrome de Down (trisomía 21) Syndrome de Down (trisomie 21)
Síndrome de Edwards (trisomía del 18) Syndrome d'Edwards (trisomie 18)
Síndrome de la clase turista Thrombose du voyageur
Síndrome de muerte súbita del lactante (muerte en cuna) Syndrome de mort subite du nourrisson
Síndrome de Patau (trisomía en el par 13) Syndrome de Patau (trisomie 13)

Síndrome del maullido del gato (síndrome de Lejeune) Maladie du cri du chat (syndrome de Lejeune)
Síndrome doloroso Syndrome de douleur
Síndrome postrombótico Syndrome post-thrombotique
Síndrome premenstrual Syndrome prémenstruel (SPM)
Síndrome prodrómico Phase prodromique
Sinostosis radiocubital Synostose radio-ulnaire
Síntoma Symptôme
Sistema Internacional de Unidades Système international d'unités
Sistema nervioso parasimpático Système nerveux parasympatique (système vagal)
Sistema nervioso simpático Système nerveux orthosympathique (système nerveux sympathique)
Sobaco (axila) Aisselle
Sobredosis Surdose
Sobredosis de medicamentos Surdose du médicament
Sobredosis por droga Surdose de drogue
Sodio Sodium
Sofocos Bouffée de chaleur
Solubilizantes (comprimidos dispersables en agua) Comprimé effervescent
Solución limpiadora de lentes de contacto Solution nettoyante pour lentilles
Soluto Solution
Somnolencia Somnolence
Sonambulismo (noctambulismo) Somnabulisme
Sonda Sonde
Sonda de alimentación Sonde d'alimentation
Sonda de drenaje Drain
Sonda endotraqueal Sonde d'intubation endotrachéale
Sonidos de tripas (borborigmo) Gargouillements (borborygme)
Soplo del corazón Souffle cardiaque
Sopor Sopor
Sorberse la nariz (moqueo) Renifler
Sordera Surdité
Succión Succion
Sudor Sueur
Sudor nocturno Sueurs nocturnes
Suero Sérum
Suero fisiológico Solution physiologique
Suicidio Suicide
Sulfonamida Sulfamidé
Supositorio Suppositoire
Supositorio vaginal Ovule (suppositoire vaginal)
Supresión de la secreción de orina Arrêt de la sécrétion d'urine
Suturar la herida Suture de la plaie
Tacto rectal Toucher rectal
Taladro Perceuse
Tálamo Thalamus
Talla de un neonato Taille corporelle du nouveau-né
Talón (calcañar) Talon
Tampón Tampon hygiénique
Tanque de oxígeno Réservoir d'oxygène
Taquicardia Tachycardie
Tarde Après-midi
Tarso Tarse
Té Thé
Tejido Tissu
Tejido graso (tejido adiposo) Tissu adipeux (masse grasse)
Telencéfalo Télencéphale (cerveau)
Temblor Tremblement
Temblor en las manos Tremblement des mains
Temperatura corporal baja (hipotermia) Température corporelle basse (hypothermie)
Tendinitis en el antebrazo Tendinite de l'avant-bras
Tendón Tendon
Tener gases (flatulencia) Pet (flatulence, vesse)
Tensiómetro (esfigmomanómetro) Tensiomètre (sphygmomanomètre)
Tensión de la pared abdominal Tension de la paroi stomacale
Terapeuta ocupacional Ergothérapeute
Terapia de sustitución hormonal Hormonothérapie de substitution
Tercer mes Troisième mois

Tercer trimestre — Troisième trimestre

Tercera semana — Troisième semaine

Tercero — Troisième

Termómetro — Thermomètre

Test cutaneos de alergia (prick) — Test de la piqûre

Test de Mantoux (PPD) — Test Mantoux (test PPD)

Test de tolerancia oral a la glucosa — Test de tolérance orale au glucose (TTOG)

Test de Waaler-Rose — Réaction de Waaler Rose

Testículo — Testicule

Testosterona — Testostérone

Tétanos (tétano) — Tétanos

Tetraciclina — Tétracycline

Tetralogía de Fallot — Tétralogie de Fallot

Tic — Tic

Tiempo — Temps

Tiempo de protrombina — Taux de prothrombine

Tiempo de tromboplastina parcial activado — Temps de céphaline activée (TCA)

Tijeras — Ciseau

Timo — Thymus

Tímpano — Tympan

Tímpanocentesis — Tympanocentese

Timpanometría — Tympanométrie

Tintura — Teinture

Tira adhesiva sanitaria — Pansement

Tiroides — Thyroïde

Tiroiditis de Hashimoto — Thyroïdite de Hashimoto

Tirotoxicosis — Thyréotoxicose

Tirotropina (TSH, hormona estimulante de la tiroides) — Thyréostimuline (thyréotropine)

Tiroxina (tetrayodotironina, T4) — Thyroxine

Tisana (infusión de hierbas) — Tisane

Toalla sanitaria (compresa, pantiprotector) — Serviette hygiénique (protège-slip)

Tobillo — Cheville (cou-de pied)

Tocólogo (obstetra) — Obstétricien

Tomografía — Tomographie

Tomografía computada — Tomodensitométrie (TDM)

Tomografía por emisión de positrones — Tomographie par émission de positrons

Tónico — Tonique

Tonometría — Tonométrie oculaire

Toracoscopia — Thoracoscopie

Torpeza en las extremidades — Membres sourds

Torsión testicular — Torsion testiculaire

Tortícolis — Torticolis

Tos — Toux

Tos productiva — Toux productive

Tos seca (tos perruna) — Toux sèche

Toxoplasmosis — Toxoplasmose

Tracción — Traction

Tramadol — Tramadol

Transfusión — Transfusion

Transpiración (sudación) — Sudation

Transplante de riñón — Transplantation rénale

Tráquea — Trachée

Traslucencia nucal — Clarté nucale

Trasplante — Greffe (transplantation)

Trastorno alimentario — Trouble de conduite alimentaire

Trastorno bipolar (psicosis maníaco-depresiva) — Trouble bipolaire (psychose maniaco-dépressive)

Trastorno de la audición — Trouble de l'audition

Trastorno de la diferenciación sexual — Trouble de la différenciation sexuelle

Trastorno de la micción — Trouble de la miction

Trastorno de la visión — Trouble de la vue

Trastorno de movimiento — Trouble du mouvement

Trastorno de personalidad — Trouble de la personnalité

Trastorno del comportamiento — Trouble du comportement

Trastorno del equilibrio — Trouble de l'équilibre

Trastorno del lenguaje (disfasia) — Trouble de l'apprentissage du langage (dysphasie)

Trastorno del sueño — Trouble du sommeil

Trastorno límite de la personalidad — Personnalité borderline

Trastorno menstrual	Troubles du cycle menstruel
Trastorno por estrés postraumático	Trouble de stress post-traumatique
Trata de personas	Trafic d'êtres humains
Tratamiento (terapia)	Thérapie (traitement curatif)
Trauma	Trauma
Trece	Treize
Treinta	Trente
Tres	Trois
Trescientos	Trois cents
Trichomonas vaginalis	Trichomonas vaginalis
Trigésima semana	Trentième semaine
Trigésimo	Trentième
Trigésimo cuarta semana	Trente-quatrième semaine
Trigésimo cuarto	Trente-quatrième
Trigésimo novena semana	Trente-neuvième semaine
Trigésimo noveno	Trente-neuvième
Trigésimo octava semana	Trente-huitième semaine
Trigésimo octavo	Trente-huitième
Trigésimo primera semana	Trente-et-unième semaine
Trigésimo primero	Trente-et-unième
Trigésimo quinta semana	Trente-cinquième semaine
Trigésimo quinto	Trente-cinquième
Trigésimo segunda semana	Trente-deuxième semaine
Trigésimo segundo	Trente-deuxième
Trigésimo séptima semana	Trente-septième semaine
Trigésimo séptimo	Trente-septième
Trigésimo sexta semana	Trente-sixième semaine
Trigésimo sexto	Trente-sixième
Trigésimo tercera semana	Trente-troisième semaine
Trigésimo tercero	Trente-troisième
Triglicérido	Triglycéride
Triiodotironina	Triiodothyronine
Trimestre	Trimestre
Trisomía	Trisomie
Tromboembolismo	Accident thromboembolique
Tromboflebitis	Thrombophlébite
Trombosis	Thrombose
Trombosis venosa	Thrombose veineuse
Trompa de Falopio (tuba uterina, oviducto)	Trompes de Fallope
Tronco	Tronc
Tronco del encéfalo	Tronc cérébral
Tubo de ensayo	Tube à essai
Tumor	Tumeur
Tumor benigno	Tumeur bénigne
Tumor de saco vitelino	Tumeur du sac vitellin
Úlcera (llaga)	Ulcère
Úlcera de decúbito	Escarre (plaie de lit, ulcère de décubitus)
Úlcera gástrica	Ulcère de l'estomac
Úlcera varicosa	Ulcère veineux
Última menstruación	Dernièr période menstruelle
Ultrasonido focalizado de alta intensidad (HIFU)	Ultrasons focalisés de haute intensité
Ultrasonografía (ecografía)	Échographie
Uña	Ongle
Uña encarnada (onicocriptosis)	Ongle incarné (onychocryptose)
Undécima semana	Onzième semaine
Undécimo	Onzième
Ungüento (pomada)	Pommade
Unidad de cuidados intensivos	Unité de soins intensifs
Uno	Un
Urea	Urée (carbamide)
Uremia (acumulación en la sangre de los productos tóxicos por un fallo renal)	Urémie (le taux de l'urée dans le sang)
Uréter	Uretère
Ureteroscopía	Urétéroscopie
Uretra	Urètre
Uretrografía	Urétrographie
Urobilinógeno en orina	Urobilinogène dans les urines
Urocultivo	Uroculture
Urografía	Urographie
Urografía intravenosa	Urographie intra-veineuse
Urticaria	Urticaire
Úvula	Voile du palais
Vacuna	Vaccin
Vacunación	Vaccination (inoculation)
Vagina	Vagin

Español	Français
Vaginosis bacteriana	Vaginose bactérienne
Válvula	Valve
Válvula bicúspide (válvula mitral)	Valve mitrale (valve bicuspide)
Válvula cardiaca (válvula de corazón)	Valve cardiaque
Válvula sigmoidea aórtica	Valve aortique
Válvula tricúspide	Valve tricuspide
Varicela	Varicelle
Varices	Varices
Vaso linfático	Vaisseau lymphatique
Vaso sanguíneo	Vaisseau sanguin
Vasodilatador	Vasodilatateur
Veinte	Vingt
Veintidós	Vingt-deux
Veintiuno	Vingt et un
Vejiga urinaria	Vessie
Vellosidad intestinal	Villosité intestinale
Vellosidades coriónicas	Villosités choriales
Velocidad de sedimentación globular	Vitesse de sédimentation
Vena	Veine
Vena cava inferior	Veine cave inférieure
Vena cava superior	Veine cave supérieure
Vena porta	Veine porte
Venas varicosas de las piernas	Varices des membres inférieurs
Venda	Bandage
Veneno	Poison
Ventana	Fenêtre
Ventrículo	Ventricule
Ventrículo cardíaco	Ventricule cardiaque
Ventrículo cerebral	Ventricule cérébral
Ventriculografía	Ventriculographie
Vénula	Veinule (vénule)
Verruga	Verrue
Verruga genital (condiloma acuminata)	Verrue génitale
Vértebra	Vertèbre
Vértebra coccígea	Vertèbre coccygienne
Vértebra lumbar	Vertèbre lombale
Vértebra sacra	Vertèbre sacrale
Vértebra torácica	Vertèbre thoracique
Vértice craneal	Vertex
Vértigo	Vertige
Vértigo posicional paroxístico benigno	Vertige paroxystique positionnel bénin
Vesícula biliar	Vésicule biliare (cholécyste)
Vesícula seminal	Vésicule séminale (glande vésiculeuse)
Vestíbulo	Vestibule
Vía biliar	Voie biliaire
Vía sublingual	Sublingual
Viabilidad de espermatozoides	Viabilité du sperme
Viagra	Viagra (citrate de sildénafil)
Víctima	Victime
Vigésima semana	Vingtième semaine
Vigésimo	Vingtième
Vigésimo cuarta semana	Vingt-quatrième semaine
Vigésimo cuarto	Vingt-quatrième
Vigésimo novena semana	Vingt-neuvième semaine
Vigésimo noveno	Vingt-neuvième
Vigésimo octava semana	Vingt-huitième semaine
Vigésimo octavo	Vingt-huitième
Vigésimo primera semana	Vingt-et-unième semaine
Vigésimo primero	Vingt-et-unième
Vigésimo quinta semana	Vingt-cinquième semaine
Vigésimo quinto	Vingt-cinquième
Vigésimo segunda semana	Vingt-deuxième semaine
Vigésimo segundo	Vingt-deuxième
Vigésimo séptima semana	Vingt-septième semaine
Vigésimo séptimo	Vingt-septième
Vigésimo sexta semana	Vingt-sixième semaine
Vigésimo sexto	Vingt-sixième
Vigésimo tercera semana	Vingt-troisième semaine
Vigésimo tercero	Vingt-troisième
Violación	Viol
Virus	Virus
Visión doble (diplopía)	Vision double (diplopie)
Visita	Visite
Visitante	Visiteur
Vitamina	Vitamine
Vitamina A (retinol)	Vitamine A (rétinol)
Vitamina B1 (tiamina)	Vitamine B1 (thiamine)

Vitamina B10 (vitamina R)	Vitamine B10 (vitamine R)	**Zinc (cinc)**	Zinc
Vitamina B11 (vitamina S)	Vitamine B11 (carnitine)	**Zoonosis**	Zoonose
Vitamina B12 (ciancobalamina)	Vitamine B12 (cobalamine)		
Vitamina B2 (riboflavina)	Vitamine B2 (riboflavine)		
Vitamina B3 (niacina, vitamina PP)	Vitamine B3 (nicotinamide, PP)		
Vitamina B4 (adenina)	Vitamine B4 (adénine)		
Vitamina B5 (ácido pantoténico)	Vitamine B5 (acide pantothénique)		
Vitamina B6 (piridoxina)	Vitamine B6 (pyridoxine)		
Vitamina B7 (inositol)	Vitamine B7 (inositol)		
Vitamina B8 (biotina)	Vitamine B8 (biotine)		
Vitamina B9 (ácido fólico)	Vitamine B9 (acide folique)		
Vitamina D2 (ergocalciferol)	Vitamine D2 (ergocalciférol)		
Vitamina D3 (colecalciferol)	Vitamine D3 (cholécalciférol)		
Vitamina D4	Vitamine D4		
Vitamina D5 (sitocalciferol)	Vitamine D5 (sitocalciférol)		
Vitamina E (alfatocoferol)	Vitamine E (tocophérol)		
Vitamina J (colina)	Vitamine J (choline)		
Vitamina K (filoquinona)	Vitamine K (phylloquinone)		
Vitamina L1 (ácido antranílico)	Vitamine L1 (acide anthranilique)		
Vitamina P (flavonoide)	Vitamine P (flavonoïde)		
Vitamine C (enantiómero L de ácido ascórbico)	Vitamine C (acide ascorbique)		
Vitíligo	Vitiligo		
Volumen residual de orina	Volume urinaire résiduel		
Vómer	Vomer		
Vómito (emesis)	Vomissement		
Vómito de sangre (hematemesis)	Vomissement de sang (hématémèse)		
Vómito sin náusea (vómito cerebral)	Vomissement en fusée sans effort		
Vulva	Vulve		
Yeyuno	Jéjunum		
Yodo (iodo)	Iode		
Yunque	Enclume		

ABOUT THE AUTHOR

Edita Ciglenečki is medical translator with Academic degrees in Biomedical Sciences and Public Health Sciences. Besides Croatian, being her mother tongue, she is a holder of international diplomas in English, French and Italian language. For many years she worked as a medical professional inside the travel industry. This dictionary is the product of her own working experience built on her passion for travelling, medicine and language skills.

www.ingramcontent.com/pod-product-compliance
Lightning Source LLC
La Vergne TN
LVHW011714230826
846091LV00015BA/4161

9781981237487